ウルトラ図解

オールカラー
家庭の医学

白内障・緑内障

視力を失わないための最新知識と治療

監修 ビッセン宮島 弘子
東京歯科大学水道橋病院
眼科教授

法研

はじめに　～一生クリアな視界を守り、心地よい生活を送るために～

あなたは今朝目覚めて、はじめに何をしましたか？　まず、目を開いて物を見たのではないでしょうか。

私たちは、起床から就寝まで、絶えず目を使って生活をしています。人は外部情報の80～90％を視覚に頼っているとされています。

しかし、現代の日本では、ＴＶやパソコン、タブレット端末やスマートフォンなど電子機器の使用時間が増え、目への負担は重くなっていく一方です。加齢とともに、「目がかすむ」「目が疲れやすい」などのトラブルに悩まされている人も少なくありません。

しかし、ちょっとした不調のなかに、白内障・緑内障が隠されている可能性があります。

緑内障は40歳以降の20人に1人、白内障は70歳以降の半数の人が患うとされています。緑内障は日本人の中途失明の原因第1位です。

失明まで至らなくても見る力が損なわれれば、生活の変化を余儀なくされ、その後の人生に少なからぬ影響が出ます。白内障・緑内障は、加齢とともに誰にでも発症する可能性があり、深刻な事態を招きかねない病気なのです。

しかし、いたずらに恐れることはありません。大切なのは、早期発見・早期治療です。治療を始めるのが早ければ早いほど、見る力を保てる可能性が高くなります。

「年だから」「病気だから仕方ない」とあきらめてしまわず、主治医と共にがんばりましょう。

本書では、目の構造や物を見る仕組みなどの基本的な知識から、白内障・緑内障の起きるメカニズム、最新の治療法、ケアの方法や日常生活における注意点まで紹介しています。すでに白内障・緑内障を発症している人だけでなく、目に気になる症状がある人も、少しでもクリアな視界を守って快適な生活を送れるよう、本書が少しでもお役に立つことを願っております。

平成30年7月

東京歯科大学水道橋病院　眼科教授　ビッセン宮島　弘子

第1章

物が見づらい、見えにくい、目の異変を感じたら

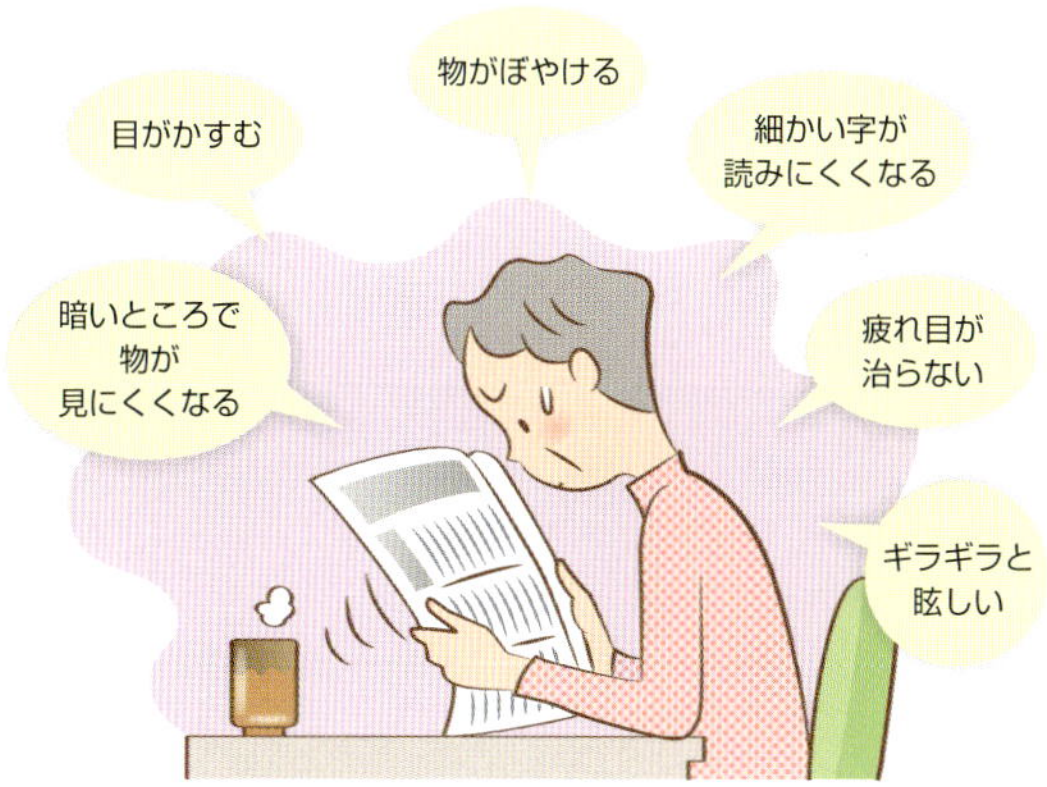
物がぼやける
目がかすむ
細かい字が読みにくくなる
暗いところで物が見にくくなる
疲れ目が治らない
ギラギラと眩しい

第2章 白内障の原因と最新治療

第3章 緑内障の原因と最新治療

第4章 目を大切にしてクリアな視界で生活する

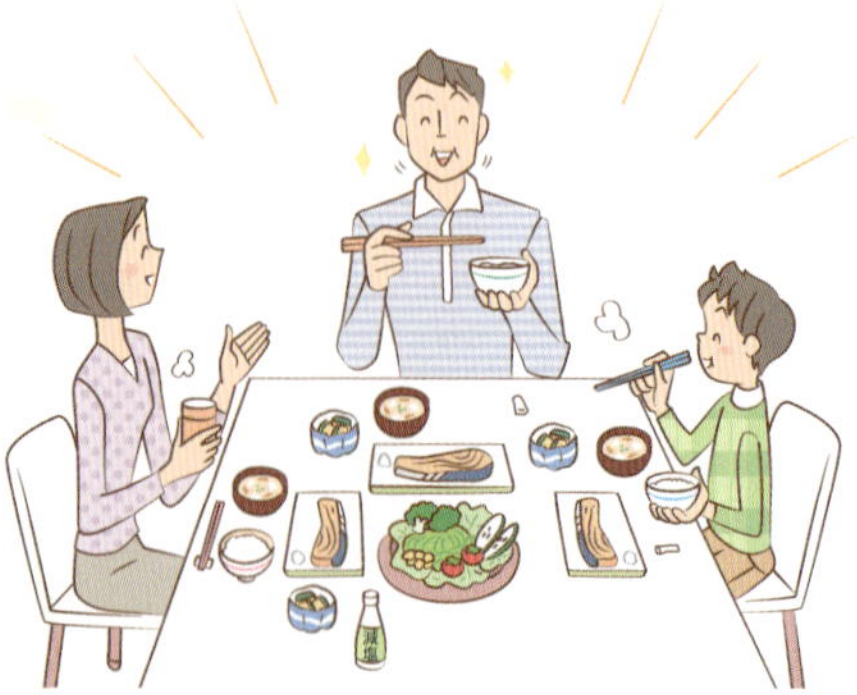

【装丁・本文デザイン】㈱イオック
【図解デザイン・イラスト】コミックスパイラる/㈱イオック
【編集協力】アーバンサンタクリエイティブ/大工明海

第1章

物が見づらい、見えにくい、目の異変を感じたら

物を見るための目の仕組みから、目に起きる異変、白内障や緑内障のシグナル、眼科で行われる検査までを説明します。

目は情報を収集するための貴重な器官

目はさまざまな働きをしている

私たち人類は生きていくために、危険を回避したり、食べられる物を判断したり、仲間を見分けたりする必要がありました。そのために発達させてきたのが、視覚・聴覚・嗅覚・触覚・味覚の「五感」です。感覚を働かせるために、外部からの刺激を情報として受け取るのが、目や耳、鼻などの感覚器です。

視覚は、なかでもとても大切な感覚であり、人は、外部情報の80～90％を視覚に頼っているとされています。

では、「物を見る」ために、目はどんな働きをしているのでしょうか。

目は、光という刺激を受け取っている器官です。

光を情報として処理する目の3つの機能があります。

1つめは、明るさ＝明暗の差を捉える機能。「光覚」といいます。

2つめは、光の情報から物の形を認識する機能。これは「形態視」と呼ばれています。

3つめは「色覚」、物の色を判断する機能です。

次に、目が2つある意味を考えてみましょう。

目は、「同時視」といって、左右の目が同時にそれぞれ微かに異なる像を捉えています。これを「両眼視機能」といいます。

脳は、2つの目から得た微かに異なる映像を1つにまとめ、物として認識します。これが「融合」という機能です。

この2つの映像とそれを融合する働きから、私たちは「立体感」や「遠近感」を得ているのです。

では、目はどのようにして光を受け取っているのでしょうか。次項で、目の構造を取り上げます。

目の働きはこんなにも！

目は「光という刺激」を情報として受取り処理する器官

光の情報から得られる3つの機能

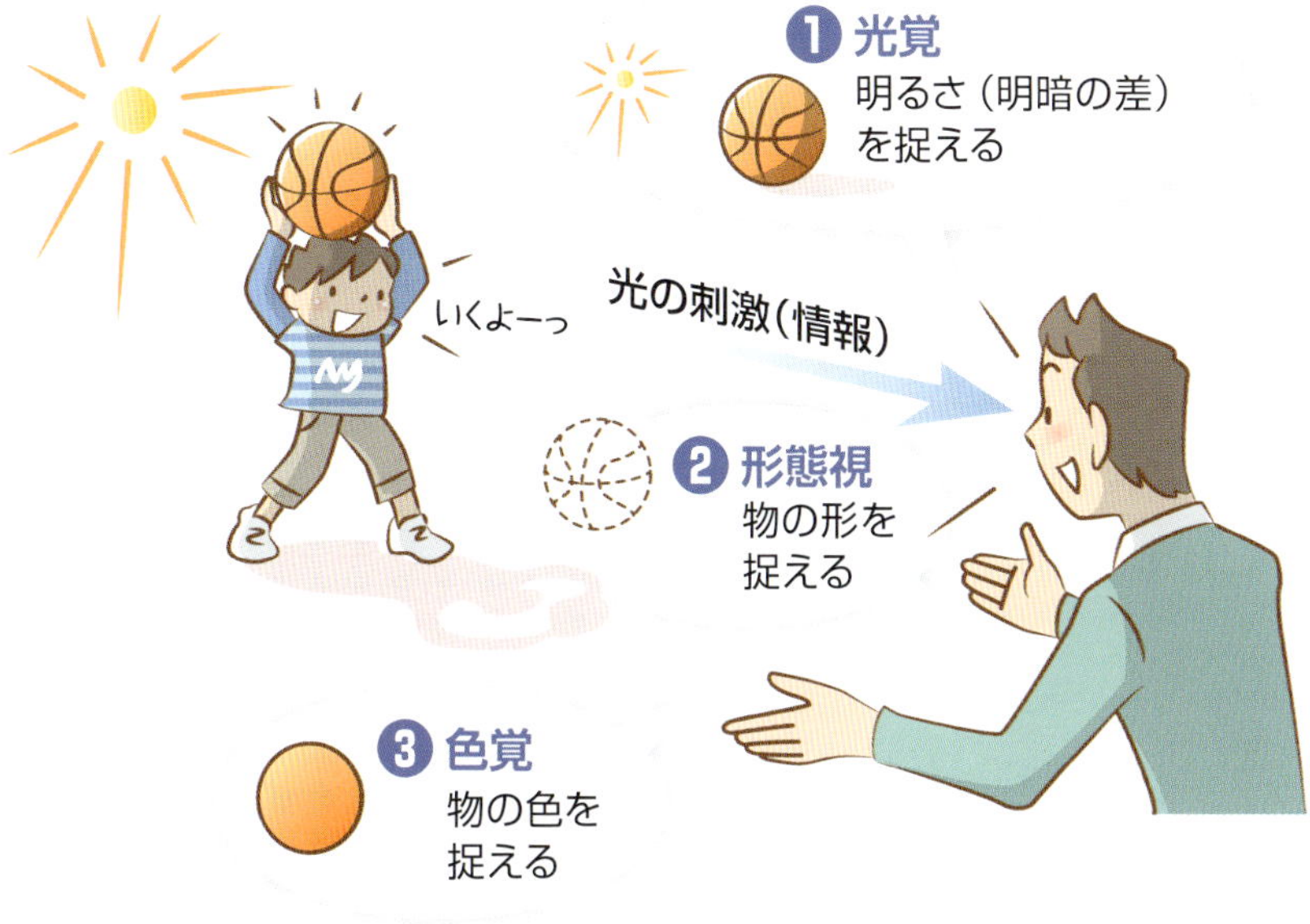

❶ **光覚**
明るさ（明暗の差）を捉える

❷ **形態視**
物の形を捉える

❸ **色覚**
物の色を捉える

両眼で見ることの3つの機能

❶ **同時視**
左右の目で同時に物を見ることで、より多くの視覚情報を得ている

❷ **融合**
左右の目で見た映像から、1つの像にまとめる

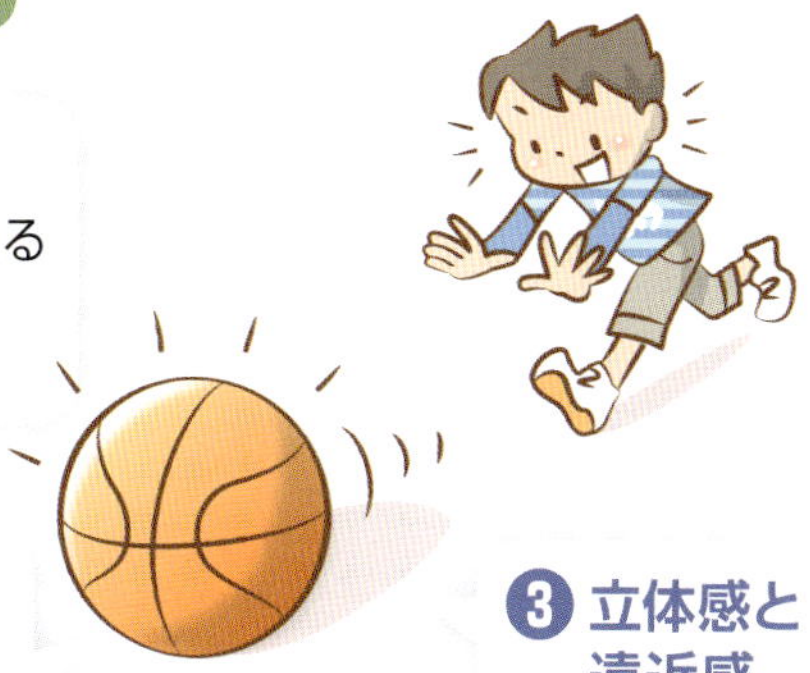

❸ **立体感と遠近感**

目はどのような構造をしているか

目はどのような仕組みで光を情報として捉えているのでしょうか。まず、目の構造を見てみましょう。

目は、大きく「眼球」「視神経」「付属器」に分けられます。

眼球とは、いわゆる目玉のこと。外から入ってきた光を捉える働きをする、〝目の本体〟です。

眼球が得た情報を伝えるのが、視神経です。視神経は眼球の奥で束となり、脳へとつながっています。

付属器は、眼瞼《がんけん》（まぶた）や涙腺、結膜など、眼球の周囲で眼球が正常に働くために機能しています。

眼球の構造を詳しく見てみましょう。眼球は、直径24㎜ほどの球体で、外側を3層の膜で覆われています。一番外側は「強膜《きょうまく》」という厚さ0・5～1・0㎜の膜です。いわゆる〝白目〟の部分で、眼球全体を守っています。

そのすぐ内側は、「脈絡膜《みゃくらくまく》」という黒い膜で、瞳孔以外から光が侵入するのを防いでいます。脈絡膜には、多くの毛細血管があります。

一番内側の膜が、「網膜《もうまく》」です。視神経が張り巡らされ、光を情報としてキャッチする組織です。

3層の膜の内側は、「硝子体《しょうしたい》」という、ゼリー状の物質で満たされています。

眼球を正面から見ると、3層の膜のない部分があります。いわゆる〝黒目〟の部分で、眼球への光の入り口となります。

黒目部分を守るため、外気と接しているのが、透明の組織「角膜」です。その奥にレンズの役割をする「水晶体」がはまっています。

角膜と水晶体の間には、眼房という空間があり、房水《ぼうすい》と呼ばれる透明の液体で満たされています。

また、水晶体の外側をリング状の「虹彩《こうさい》」という筋肉が取り囲んでいます。〝黒目〟の茶色い部分で、伸び縮みすることで、瞳孔の大きさが変わります。

次項で、「見る」仕組みを説明しましょう。

目の構造

目は大きく分けて「眼球」「視神経」「付属器」の3つに分けられる

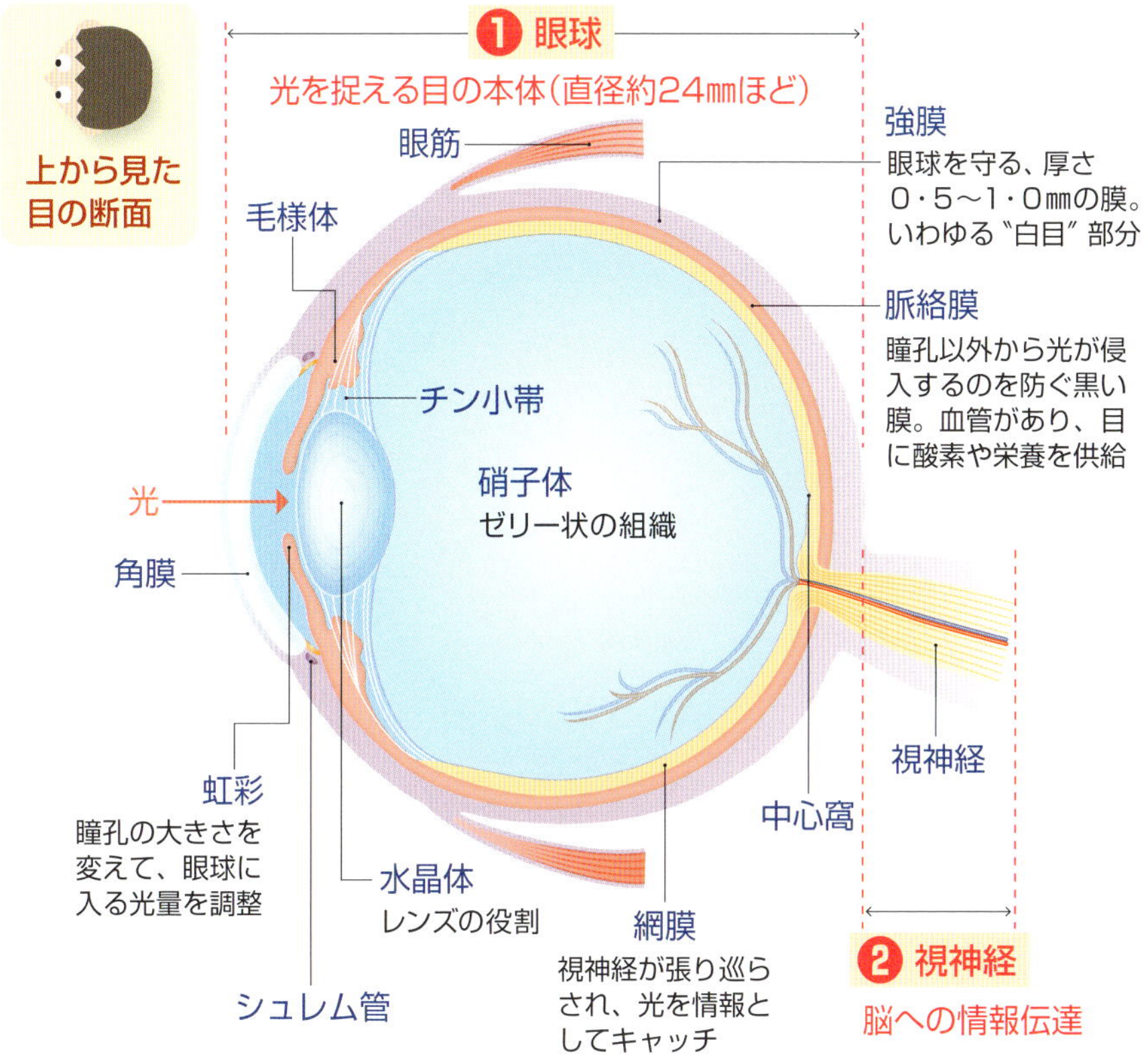

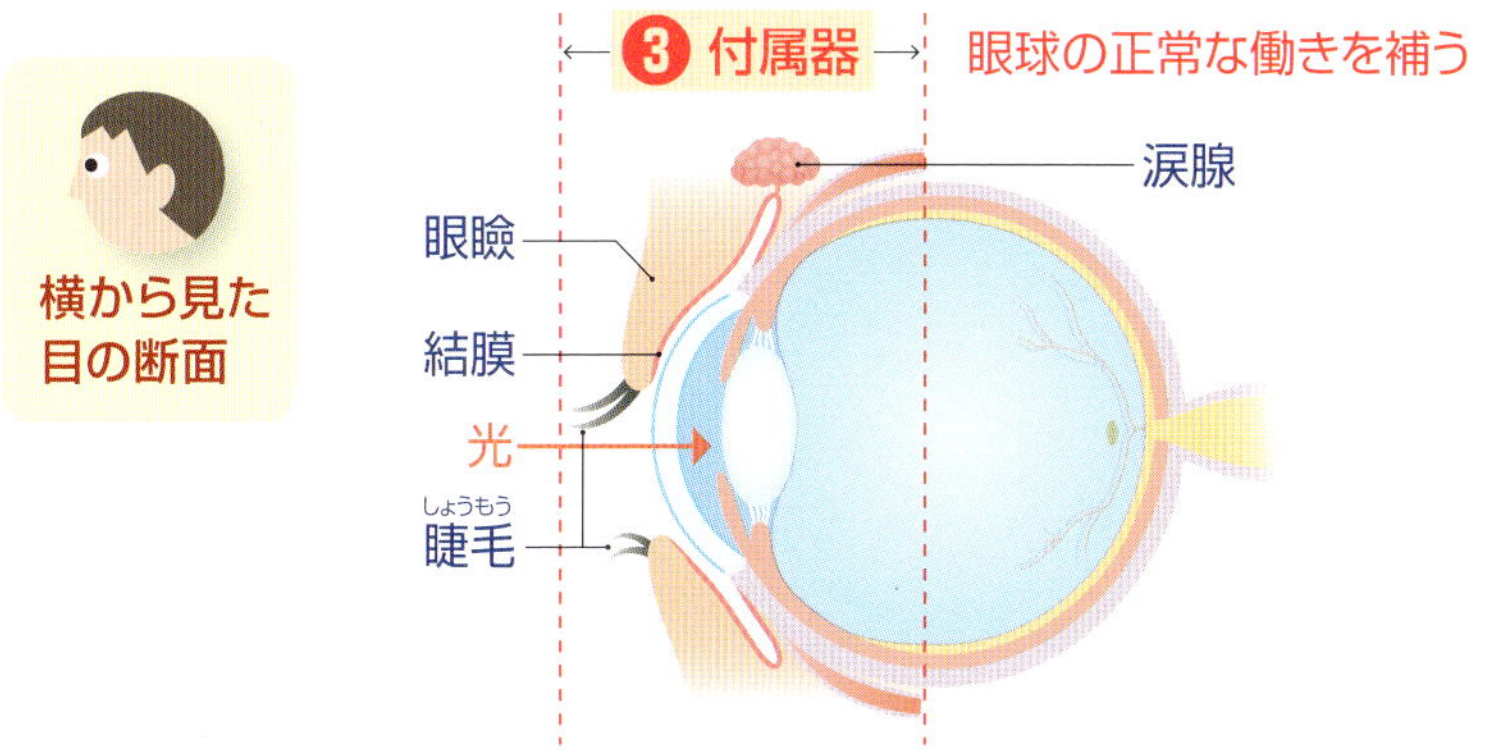

物を「見る」ための生体カメラ

物を「見る」ためには、目に入ってきた光を情報としてキャッチし、脳へ伝えなければなりません。

このための目の働き方は、カメラととてもよく似ています。

シャッターの働きをしているのが、眼瞼《がんけん》（まぶた）です。目を開けると、光が目に入ってきます。

このとき、カメラの絞りの役割をしているのが、虹彩です。明るさに合わせて伸び縮みして、瞳孔のサイズを変えます。暗い場所では瞳孔が開き、明るくなると小さくなり、目に入る光量を適切に調整しているのです。

虹彩の裏側には毛様体という筋肉があり、水晶体を支えています。物を見るときには、毛様体の働きで水晶体の厚みが変わります。すると光の屈折が変わり、外から入ってきた光がちょうど網膜の上でピント（焦点）を結ぶよう、調節されるのです。

網膜は、カメラのフィルムに当たります。

角膜、水晶体、硝子体を通ってきた光は、網膜の視細胞が感知され、視神経を通じて脳に情報として送られます。

屈折率*の調節がうまくいかないと、外から光が入ってきても、網膜の上でピントが合いません。

これを「屈折異常」といいますが、網膜より手前にピントが合ってしまっている屈折異常が「近視」、網膜より後ろにピントが合ってしまっているのが「遠視」です。

また、レンズである角膜や水晶体に歪みがあるために、ピントの合う位置が1点でなくなってしまっている状態が、「乱視」です。

加齢により水晶体が次第に弾力を失い、光の屈折をうまく調節できなくなって、物が見づらくなるのが「老眼」です。

次項では、これら目の構造が適切に働くための、血管と房水の働きについて説明します。

用語解説

屈折率　光が角膜から眼球に入るときに進行方向が変わるが、この屈折の割合を示す数値。数値が高いほど屈折の割合が高くなる。

物を見る仕組みは、カメラとよく似ている

カメラのしくみ

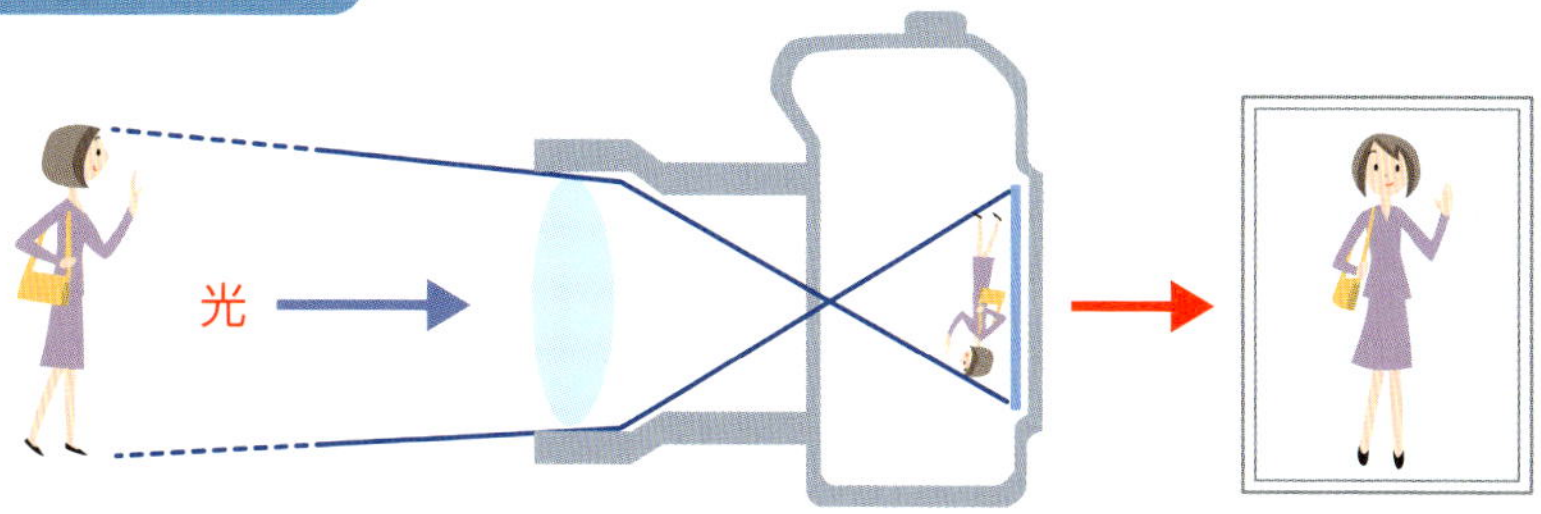

シャッター（まぶた） ▶ 絞り（虹彩） ▶ レンズ（水晶体） ▶ ピント調整（毛様体） ▶ フィルム（網膜）

目のしくみ

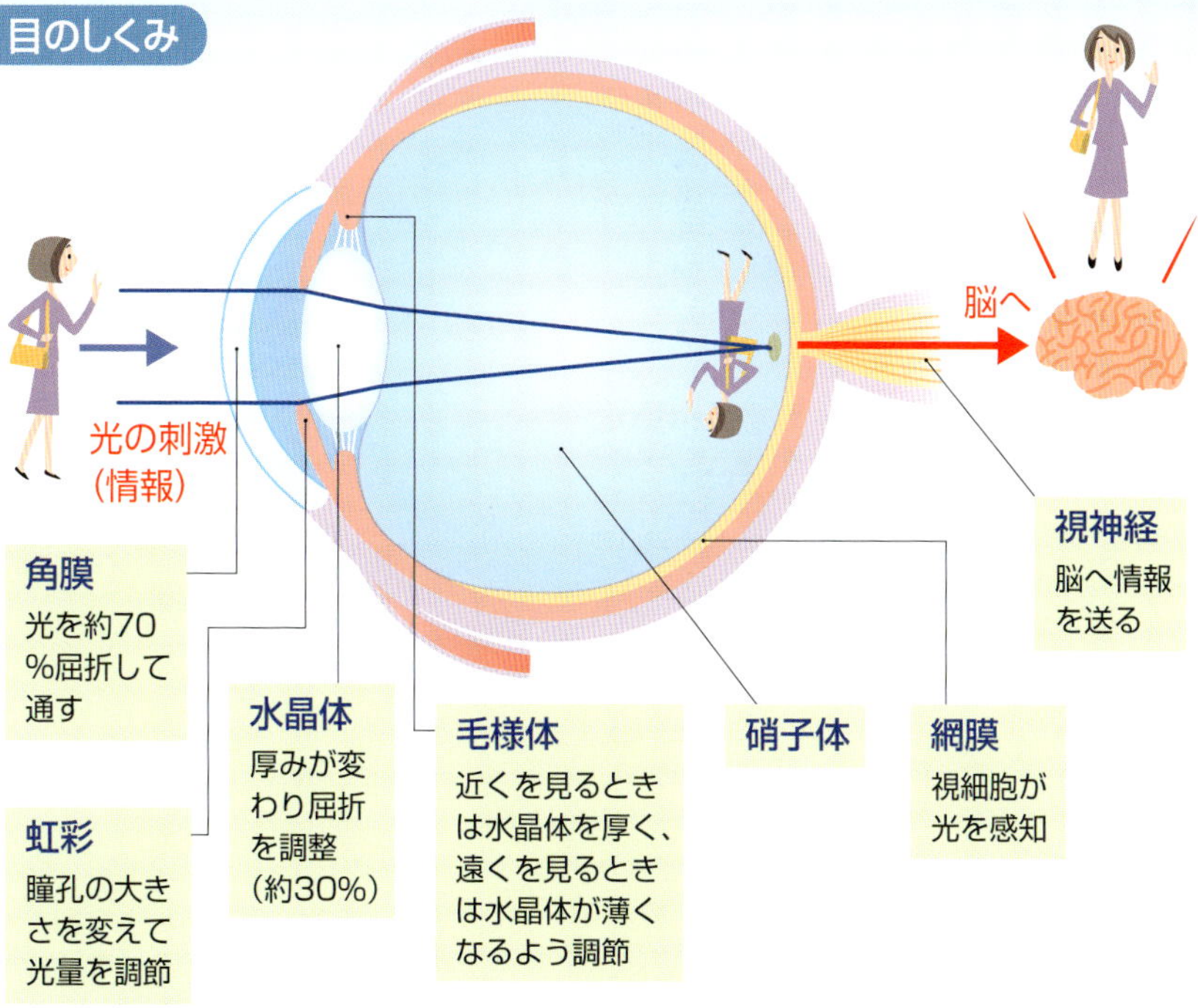

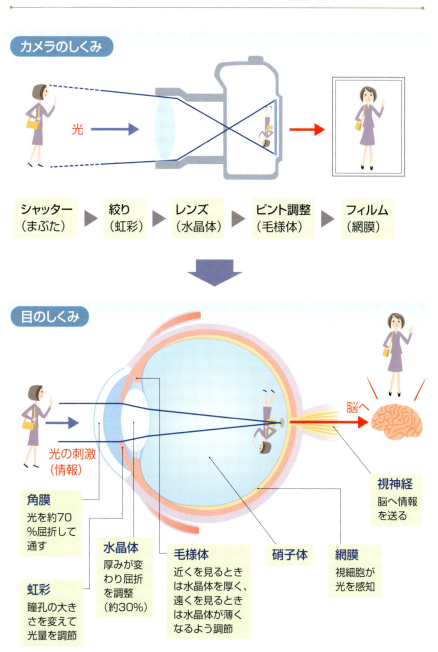

目も酸素と栄養を補給している

私たちの身体は、活動するためにエネルギーとなる栄養とそれを使うための酸素を必要としています。もちろん、目で物を見るためにも、酸素と栄養は必要です。

眼球全体に酸素と栄養を運ぶのは、眼球の奥に伸びている網膜中心動脈と網膜中心静脈を流れる血液です。それぞれ脈絡膜の毛細血管とつながっており、栄養と酸素を供給し、その後老廃物を運び出す役割を果たしています。

脈絡膜は、0・3㎜ほどの厚みがあり、全体に毛細血管が張り巡らされていて、網膜に栄養や酸素を供給しています。

ただ、眼球のなかでも、無色透明の組織である硝子体や水晶体、角膜には血管がありません。

これらの組織に酸素や栄養を運ぶのが、房水です。

房水は、毛様体で分泌される透明な液体です。

角膜と水晶体・毛様体の間のスペースが眼房ですが、眼房は虹彩により2つに分けられます。虹彩より角膜側が前眼房で、虹彩の奥側が後眼房です。

毛様体で分泌された房水は、まず後眼房に供給されて虹彩の中央から前眼房へと流れます。そして、角膜と虹彩の境目に開いている小さな孔「シュレム管」から排出されます。

この流れのなかで房水は水晶体などの組織に必要な酸素と栄養を供給し、老廃物を回収して排出しているのです。

房水には、もう一つ大切な役割があります。眼房を満たすことで、眼球全体に適度な圧（眼圧）を加え、眼球を丸く保つ働きをしているのです。

この房水の供給と排出のシステムは、絶妙なバランスのもとに保たれています。ところが、何らかの原因でうまく働かなくなると、眼圧が高くなり、「緑内障」の要因となります（86頁参照）。

次項は、眼に起きるトラブルについて説明します。

眼に酸素と栄養を運ぶ血液と房水

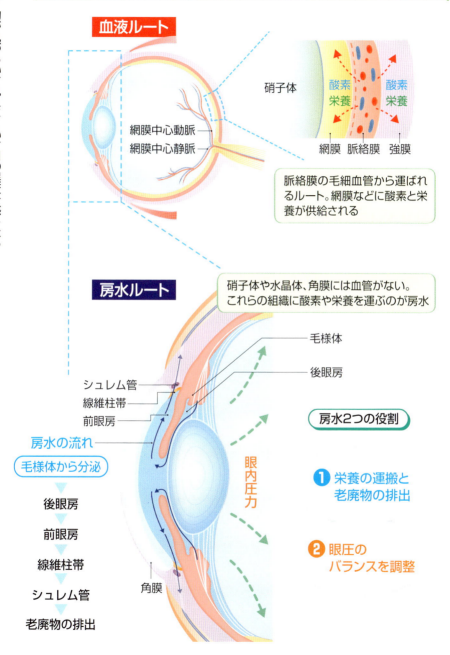

血液ルート

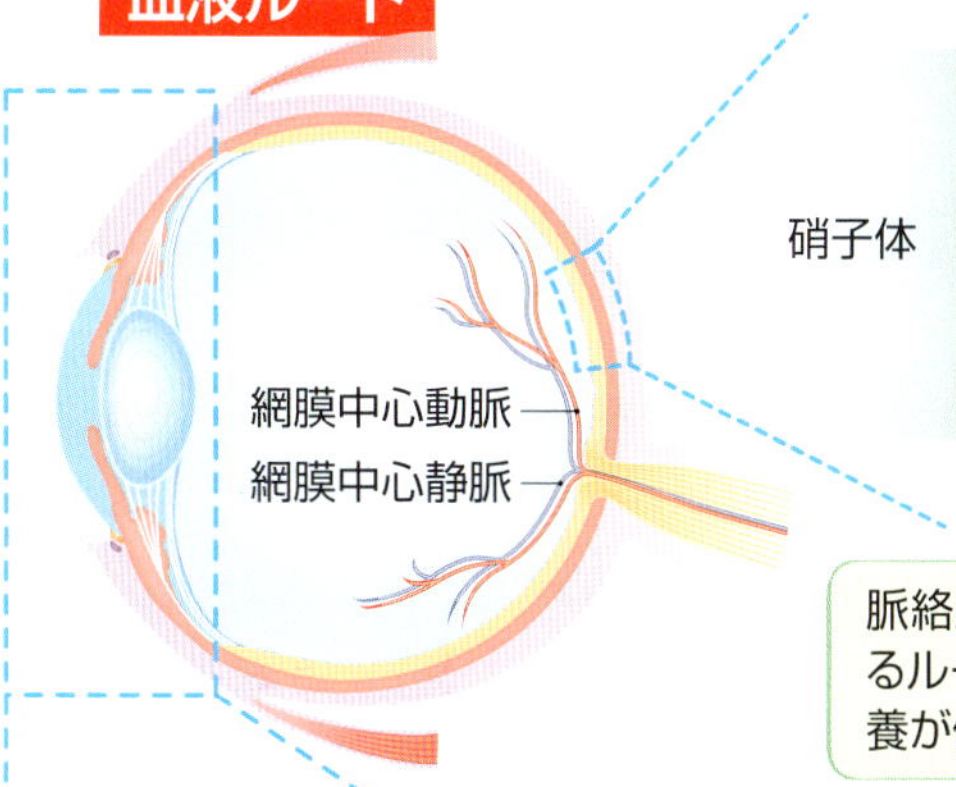

脈絡膜の毛細血管から運ばれるルート。網膜などに酸素と栄養が供給される

房水ルート

硝子体や水晶体、角膜には血管がない。これらの組織に酸素や栄養を運ぶのが房水

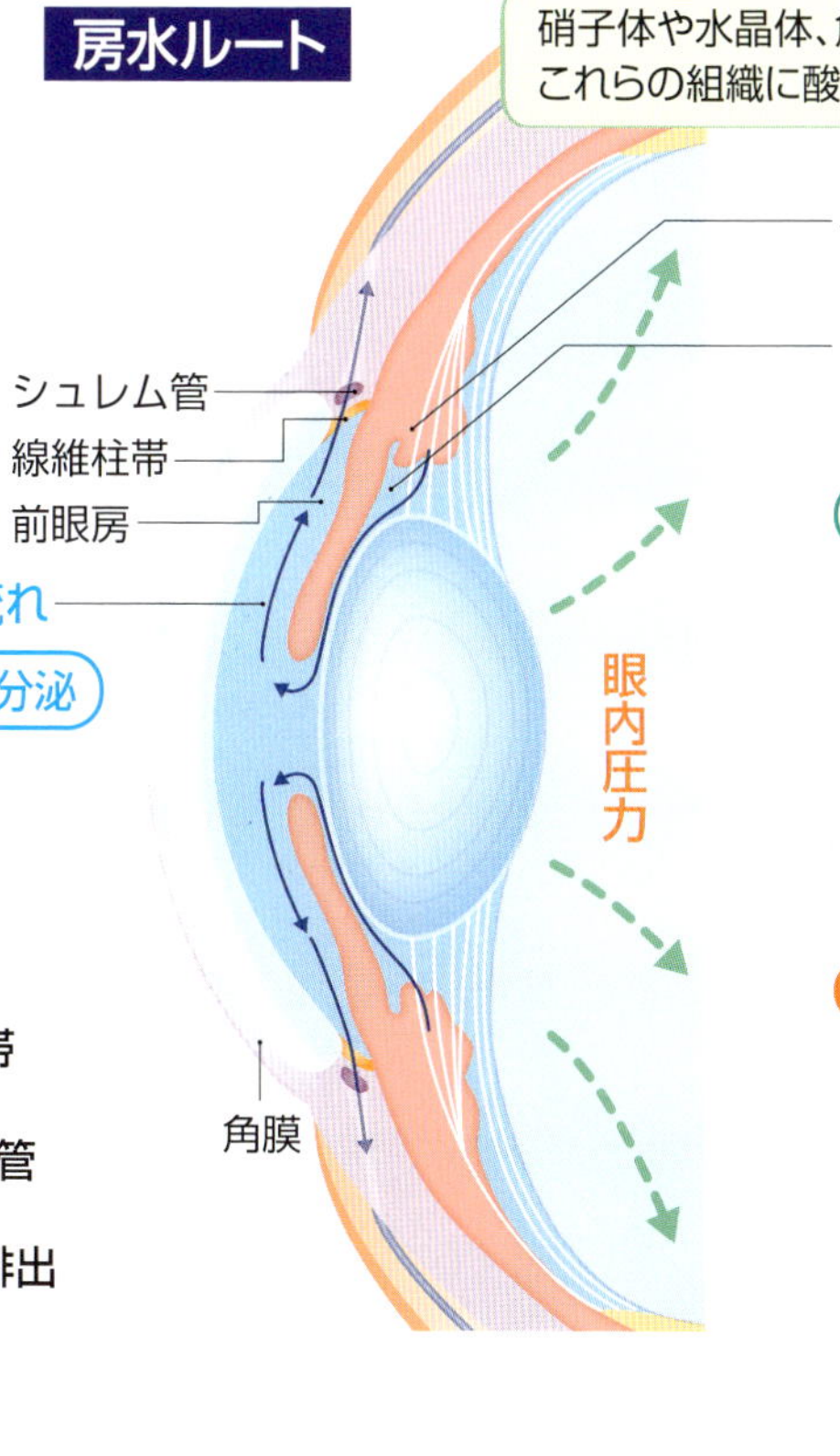

毛様体から分泌
▼
後眼房
▼
前眼房
▼
線維柱帯
▼
シュレム管
▼
老廃物の排出

房水2つの役割

❶ 栄養の運搬と老廃物の排出

❷ 眼圧のバランスを調整

加齢とともに目は疲れてくる

働き続ける目にトラブルが忍び寄る

人は、外部からの情報の80~90%を視覚に頼っているといわれていますが、それだけ目は働き続けているのです。

パソコンやスマートフォンなどが、生活に欠かせないものとなっている現代では、常に酷使されているといってもよいでしょう。

〝物がぼやける〟〝目がかすむ〟〝ピントの調節に時間がかかる〟など、目の不調に悩まされる人が少なくありません。

また、目も人体の器官の1つである以上、加齢による機能の衰えは避けられません。加齢とともに発症しやすくなる、目の病気もあります。

代表的なものが、「白内障」(50頁参照)、「緑内障」(84頁参照)、「加齢黄斑変性症《かれいおうはんへんせいしょう》」です。

加齢黄斑変性症は、何らかの原因で網膜の中心にある黄斑部の組織が損傷し、視野が欠けてしまう病気です。原因は主に2つあり、1つは老化です。

老化により黄斑部の組織が萎縮していき、視力が損なわれるのです。「萎縮型」といい、進行は比較的ゆっくりで、軽症で済むことが多いです。

もう1つは、網膜に「新生血管」が生え、そこから出血することで、網膜が腫れたり、網膜の下に液体が溜まって、網膜が正常に働かなくなるものです。「滲出型《しんしゅつがた》」と呼ばれ、進行がはやく失明の原因ともなる、怖い症状です。

目のトラブルをなるべく早く発見し、早期に治療をスタートさせるためにも、目のシグナルを知っておきたいものです。

次項から、目にどんなトラブルが起きるのか詳しく説明します。

現代人の目は大変

情報の80〜90%は視覚によるもの。現代人の目は働き続けている。目の不調に悩まされている人は少なくない

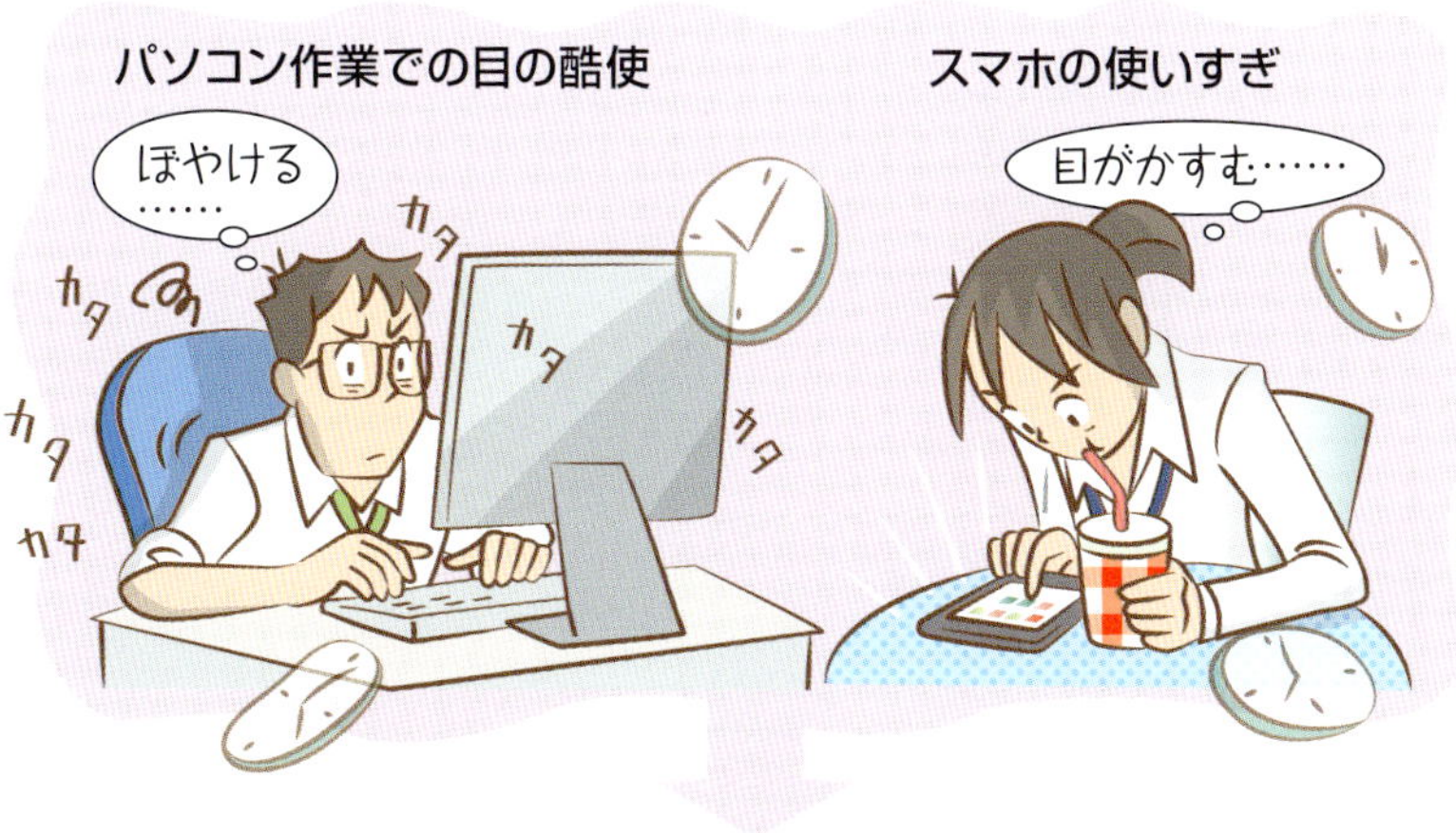

なかでも目の不調に拍車をかけているのが
「加齢による機能の衰え」からくる目の病気。
代表的なものは……

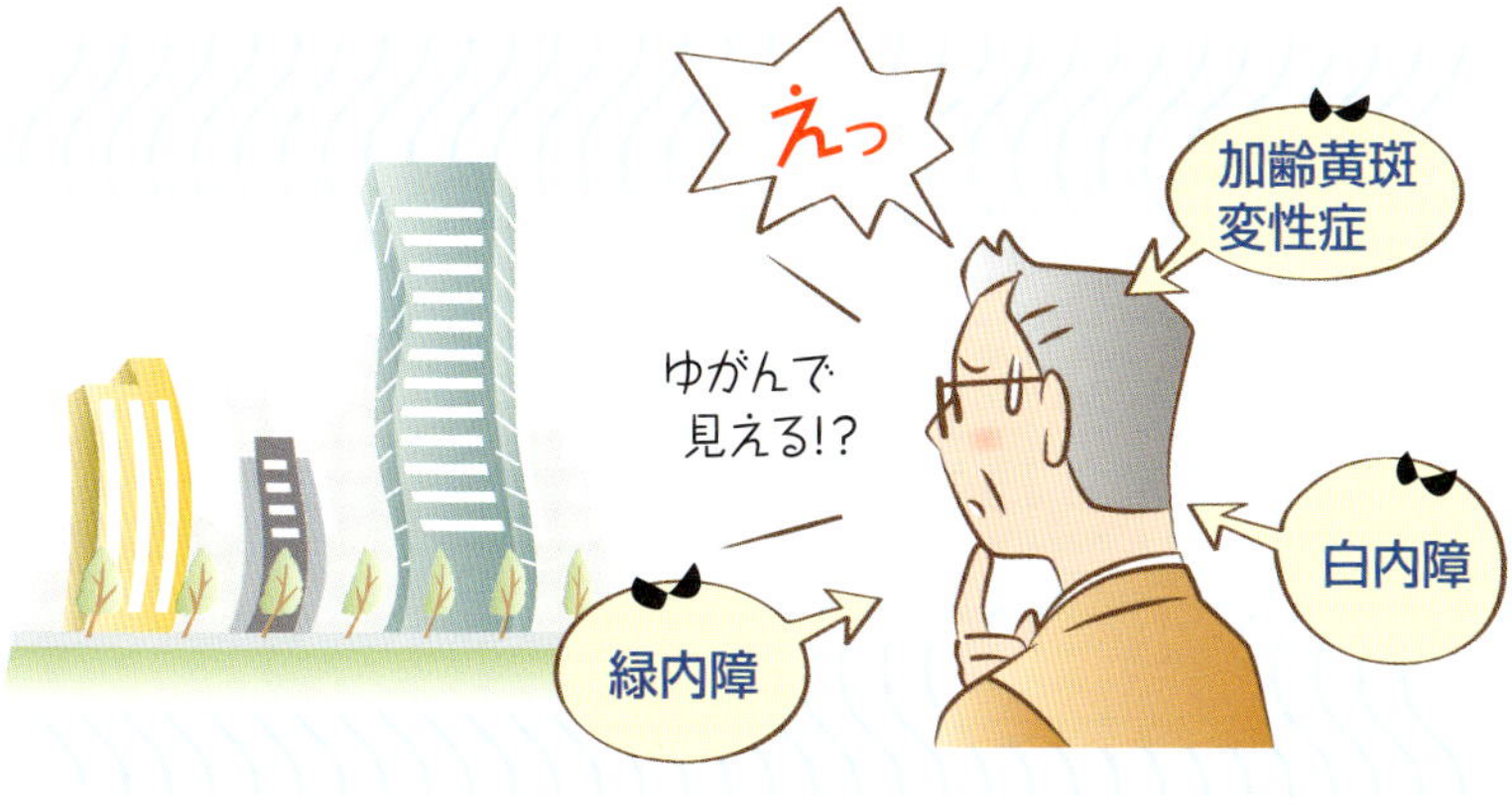

注意 目のトラブルは早期発見、早期治療が肝心。目のシグナルを知っておくことが重要となる

目にこんなトラブルはありませんか？

視野の異常を感じる

目の病気では、早期発見・早期治療が大切です。

次のような視野の異常があったら、それは病気のシグナルかもしれません。特に、目の疲れや視力の低下を伴うときは、注意が必要です。

・**物がぼやける、かすむ**……物がぼんやりして見えたり、霞《かすみ》がかかったように見えるのは、目からのサインです。多くは近くを見続け、毛様体が疲労することで起きる「疲れ目」です。

ただし、目を休ませても改善しない場合は、白内障や緑内障のほか、角膜や虹彩、水晶体、硝子体、網膜、視神経に何らかのトラブルがある可能性があります。

また、疲れ目であってもそのまま目を酷使し続けると、慢性的な症状である「眼精疲労」から肩こりや吐き気につながったり、網膜が剥がれる「網膜剥離」や「網膜症*」へ進むこともあるので、軽視してはいけません。

・**物がゆがんで見える**……物の形がゆがんだり、柱などの直線が波打つように見えることがあります。乱視が原因のケースが多いのですが、加齢黄斑変性症などの黄斑部の病気や、網膜剥離、脈絡膜の下に液体が溜まる「中心性漿液性脈絡網膜症《ちゅうしんせいしょうえきせいみゃくらくもうまくしょう》」などの可能性があります。

・**視野が欠ける**……視野の一部に見えない場所ができたり、見える範囲が狭くなってくることがあります。「視野欠損」「視野狭窄《きょうさく》」といいます。

原因として、緑内障や網膜剥離《はくり》、中心性漿液性脈絡網膜症などの可能性があります。

また、目ではなく、視覚情報を認識する脳に炎症や萎縮などが起きている疑いもあります。

用語解説　網膜症　何らかの原因で網膜の毛細血管が障害を受け、網膜に異常が出てしまう病気の総称。見え方に影響することが多く、失明することもある。

いろいろある視野の異常

視野異常1

◇ 物がぼやけ、かすむ ◇

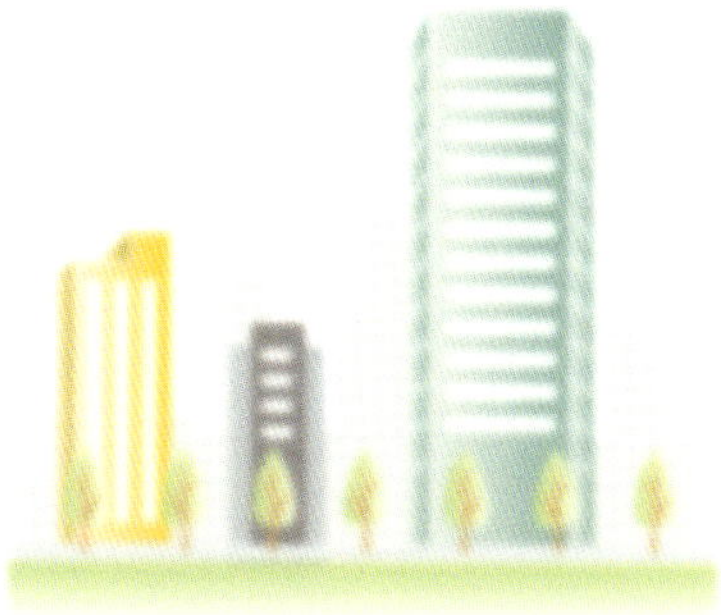

霧のなかにいるように感じたり、ピントがうまく合わせられなかったりする

◇ 物がゆがんで見える ◇

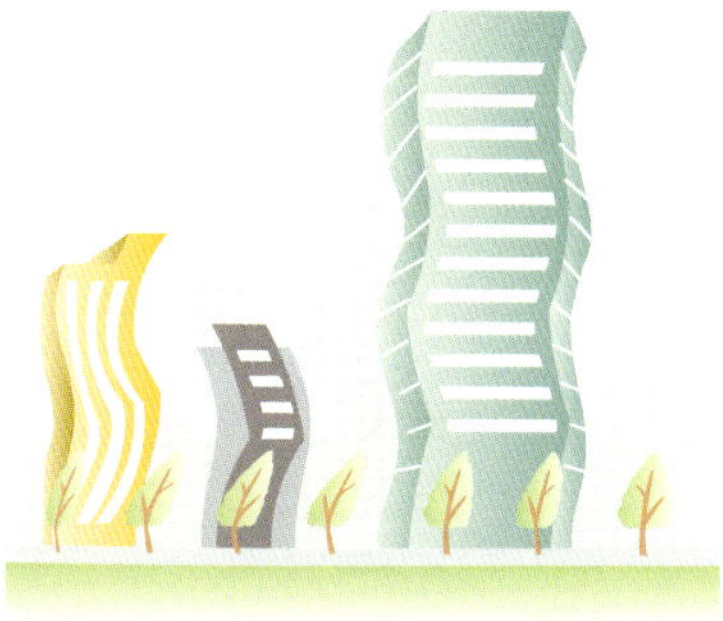

視野の一部がゆがんで見えたり、直線がゆがんだり、ふくらんだりして見える

◇ 視野の一部が見えにくい、狭くなる ◇

■ 視野狭窄 ■

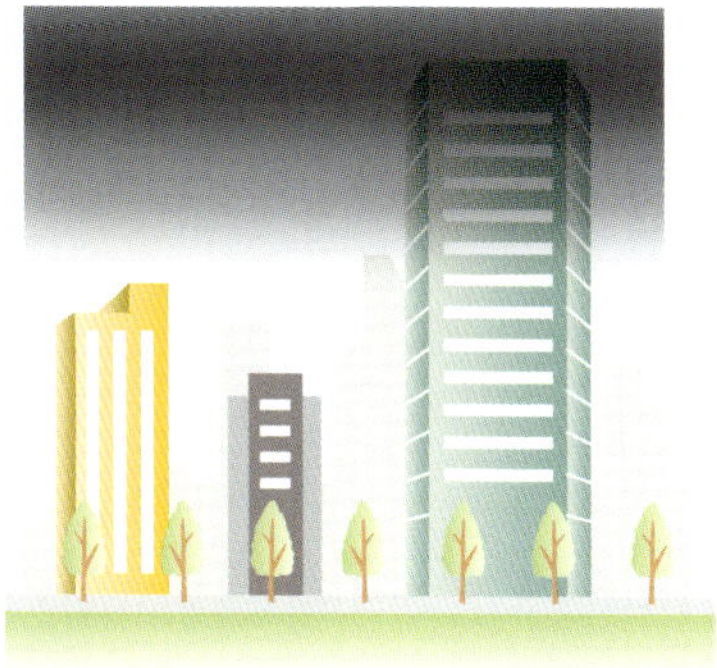

見える範囲が小さくなっている

■ 視野欠損 ■

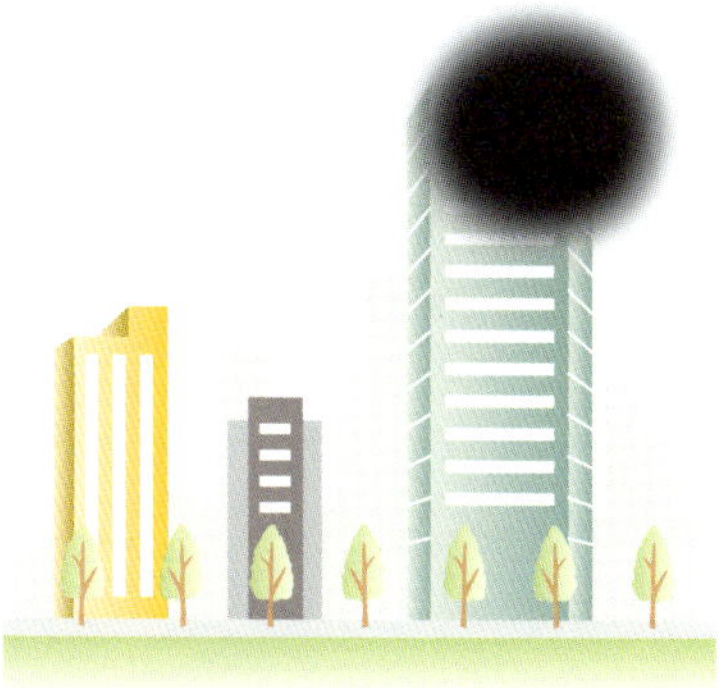

視野の一部に見えない部分がある

◇ 目を閉じても光って見える ◇

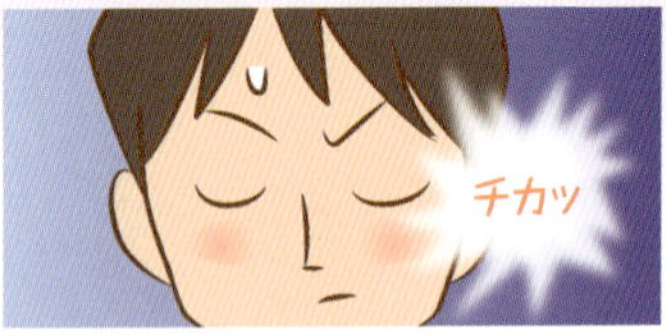

目の端のあたりが光って見える

硝子体の異常など

◇ 黒い点や線が飛んで見える ◇

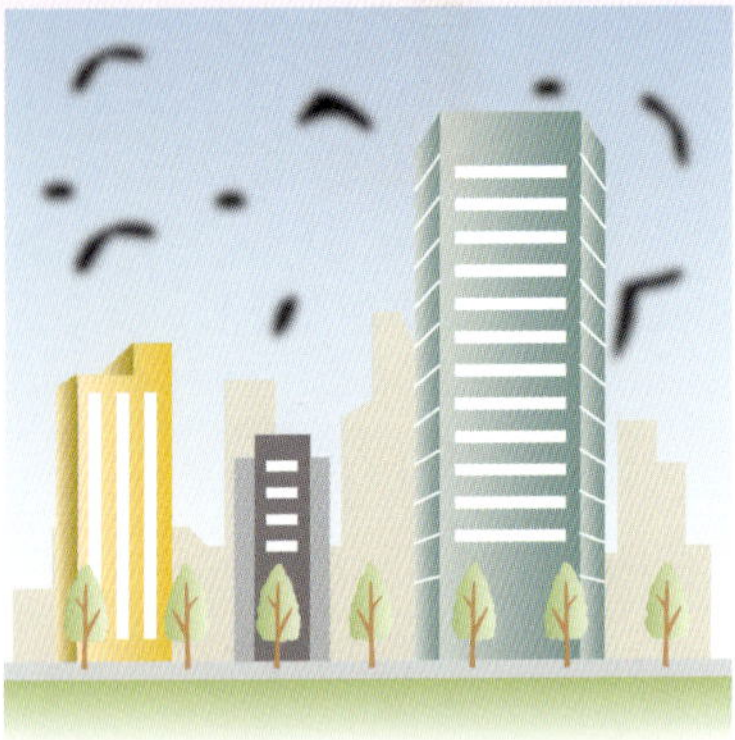

黒い点や線が視野の中に見える

硝子体の異常や網膜剥離の前兆など

◇ 突然目の前が暗くなる ◇

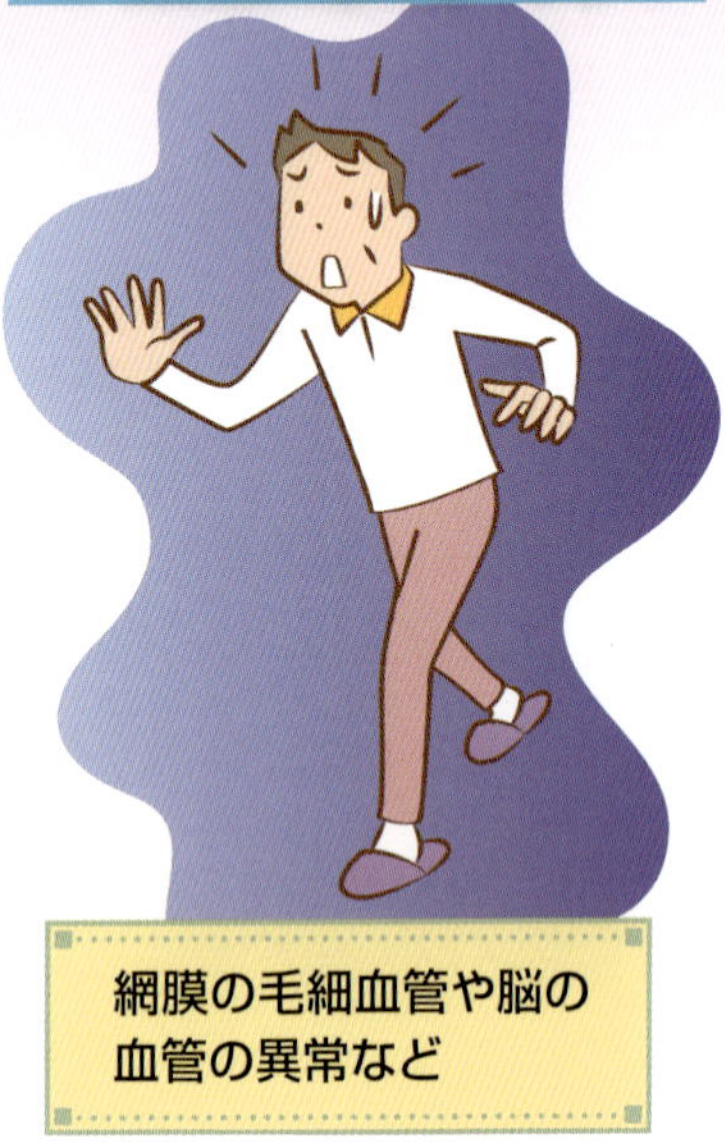

網膜の毛細血管や脳の血管の異常など

注意

ときどき片目でチェック

人は、左右の目からの視覚情報を統合して〝見て〟います。そのため視野に異常があっても、脳で修正され、気づきにくいのです。ときどき片目で見てチェックしましょう！

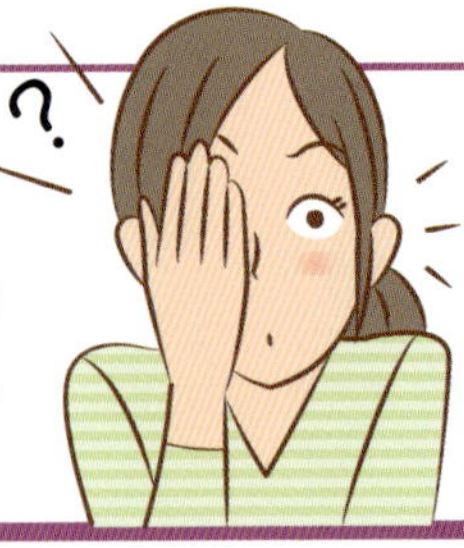

いろいろある視野の異常

視野異常2

◇ 光源の周りに虹が見える ◇

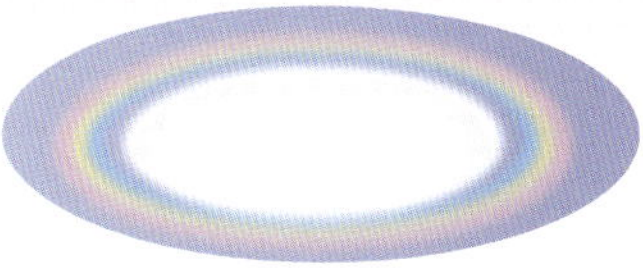

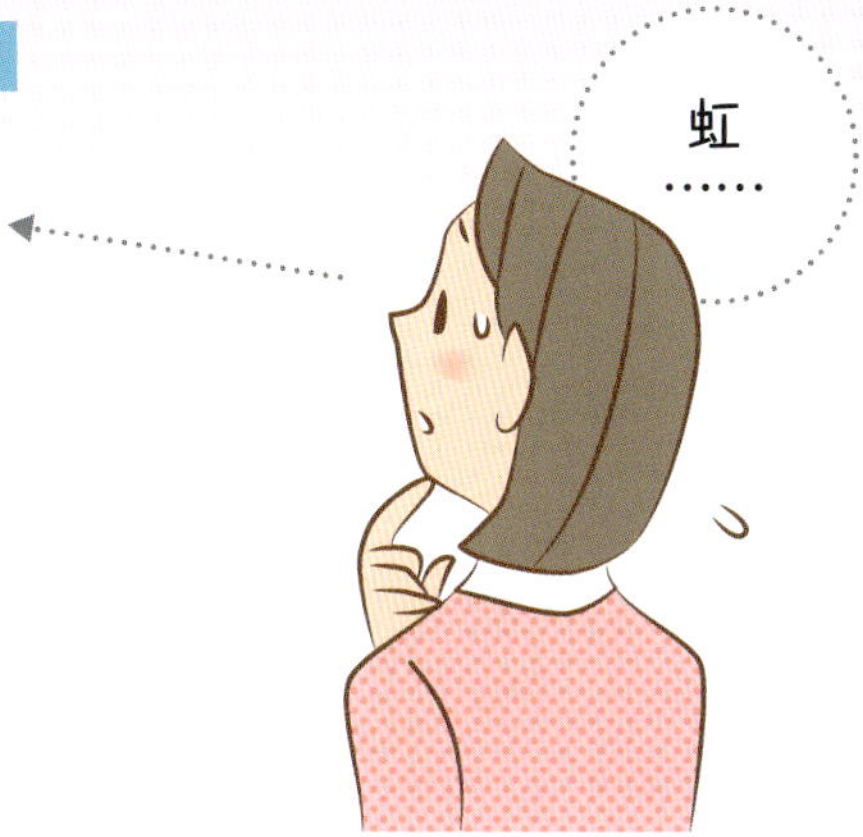

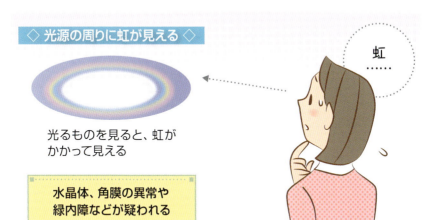

光るものを見ると、虹がかかって見える

水晶体、角膜の異常や緑内障などが疑われる

◇ 物が二重に見える（複視）◇

■ 単眼性複視 ■

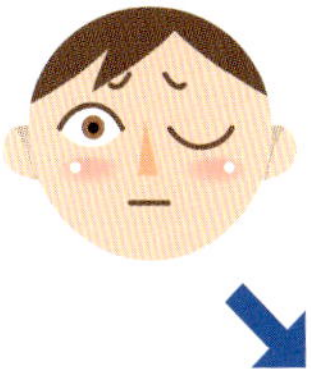

片目で見ても二重に見える場合

角膜、水晶体の異常など

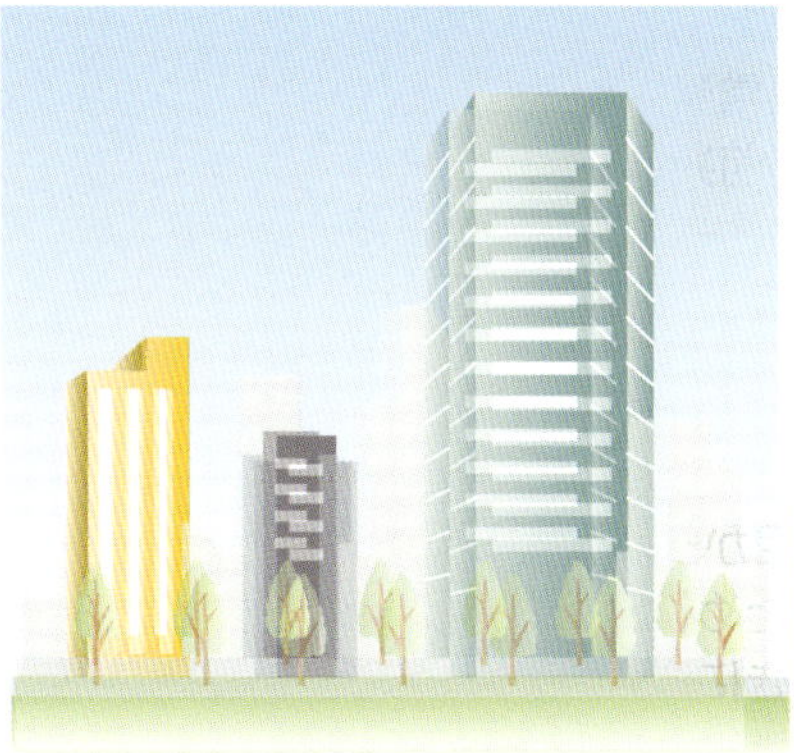

■ 両眼性複視 ■

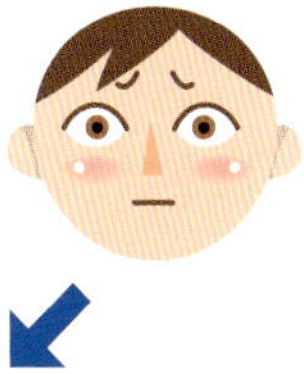

両目で見ると二重に見える場合

目を動かす眼筋の異常

痛みやかゆみがある

・目がゴロゴロする……目の表面にゴロゴロした感じがする場合、目に小さなゴミなどの異物が入っている可能性があります。異物を取り除く必要がありますが、指でこするなど、直接触るのは避けましょう。角膜や粘膜を傷つける恐れがあります。

目薬を多めにさしたり、きれいな水のなかでまばたきをして、洗い流します。それでも違和感が消えなかったり、充血したりしている場合は、早めに眼科を受診しましょう。

また、コンタクトレンズを使用している人では、レンズに汚れやゆがみがある場合や、目がドライアイに近い状態のときは涙の量が少ないために、レンズが結膜を刺激していることもあります。

・目がかゆい……多くは、花粉症やアレルギーによる「結膜炎」です。ほかに、湿疹、細菌・ウイルス感染などが考えられます。

・かゆみがあり、目の周囲が痛い……目にかゆみがあり、さらにまぶたや目の下などに痛みがある場合は、「麦粒腫《ばくりゅうしゅ》」の可能性があります。いわゆる〝ものもらい〟*です。

かゆみとともに目が赤くなったり、腫れが見られる場合は、強膜に炎症の起きる「強膜炎」の疑いもあります。

ただし、リウマチなどの自己免疫疾患やアレルギーの可能性もあるので、注意が必要です。

・目がまぶしくて痛い……一番多いケースは、目が非常に疲れていることが原因です。徹夜明けなどに、朝日が目にしみるように感じたり、目がチカチカ感じるものです。

目が弱っている状態なので、直射日光など強い刺激を避け、なるべくはやく目を休ませましょう。

それでも治らなかったり、原因に心当たりがない場合は、角膜や虹彩、毛様体に炎症がある疑いがあります。放置しないようにしましょう。

用語解説　ものもらい　まぶたにできる炎症性の病気の総称。まぶたに赤みが出て腫れるが、腫れた部分が破れて膿が出ると、4～7日ほどで自然に治ることが多い。

目の痛みやかゆみ

どんな痛み方か、痛む箇所に注意が必要！

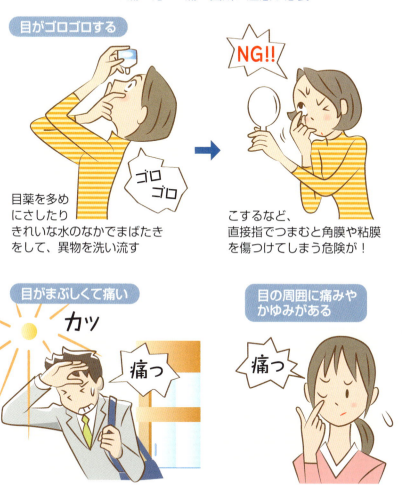

目がゴロゴロする

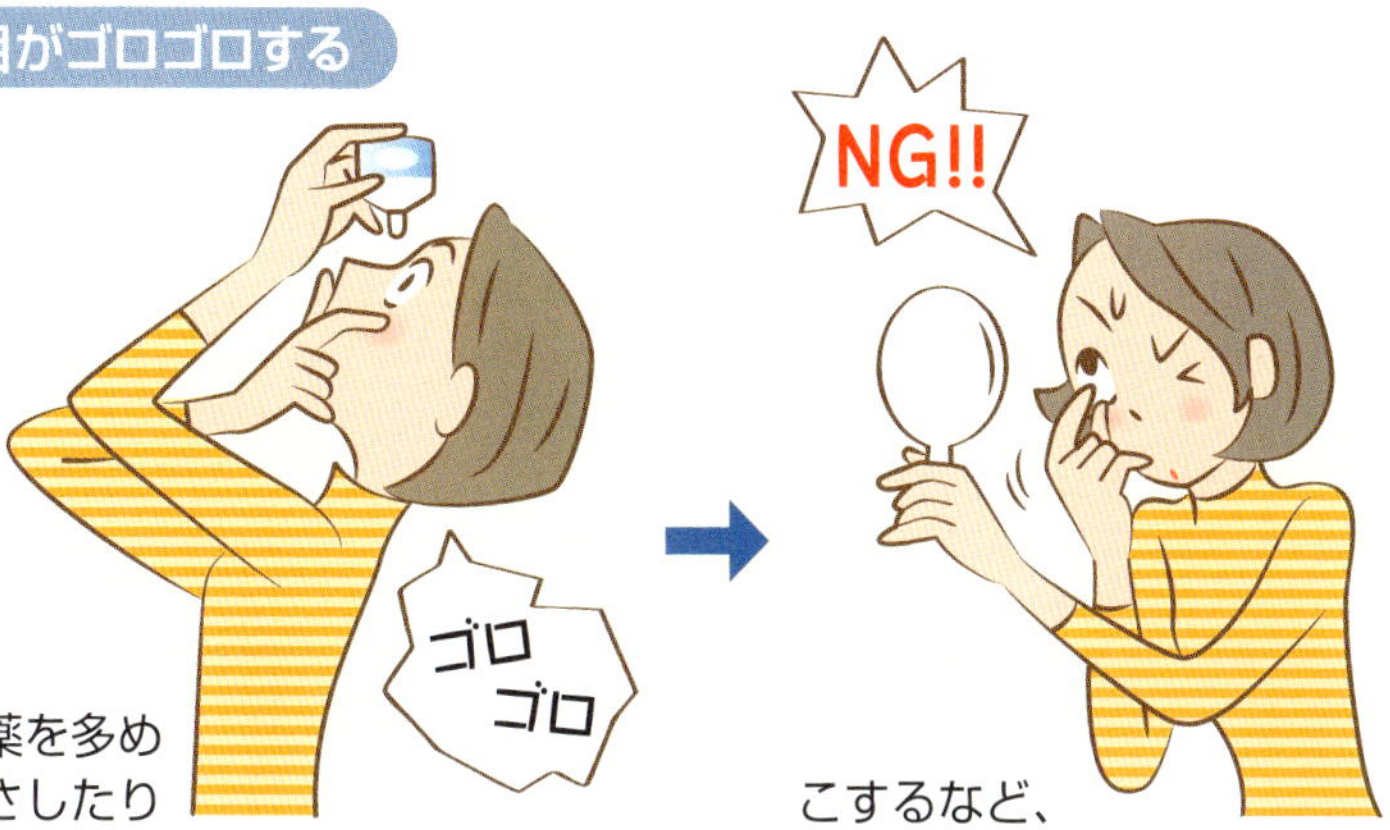

目薬を多めにさしたり
きれいな水のなかでまばたきをして、異物を洗い流す

こするなど、
直接指でつまむと角膜や粘膜を傷つけてしまう危険が！

目がまぶしくて痛い

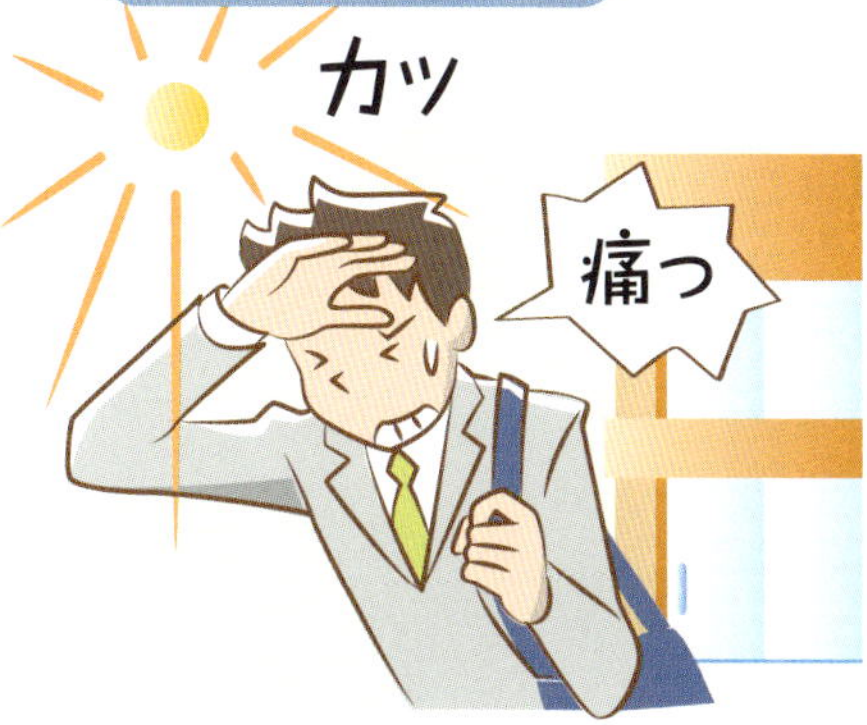

目の周囲に痛みやかゆみがある

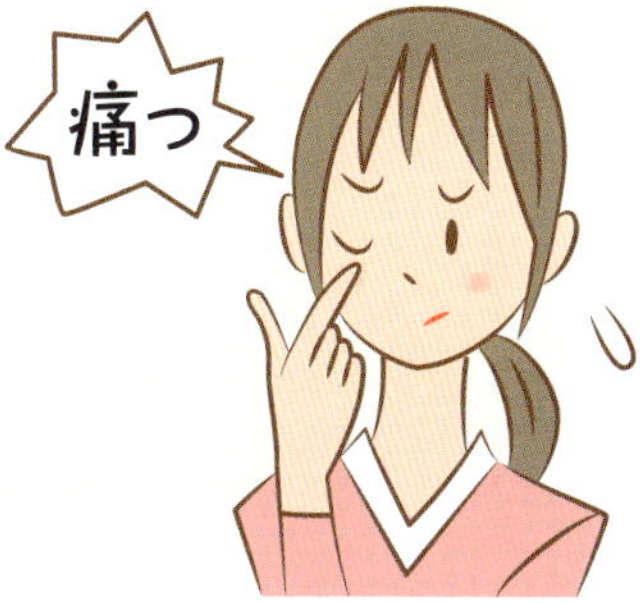

原因を除いても、痛みやかゆみがある場合や、他の症状を伴うときは、すみやかに病院を受診しよう

> ！注意
>
> 急に激しく痛むときは、「急性緑内障（92、100頁参照）」の症状や角膜損傷の疑いがある。この場合は、48時間以内に病院へ。放置すると、失明の危険性も！

目が腫れている

目の腫れには、2つのケースがあります。1つめは、周囲も含めて何となく目全体が腫れぼったい場合。もう1つは、眼球が飛び出して見える場合です。

・**目が腫れている**……泣いたり、うつぶせに寝た後に目が腫れるのは、ある意味自然なことです。これは、時間とともに自然と解消します。

徹夜明けや長時間の作業の後など、目が非常に疲れているときも、目が腫れます。

できれば、あまり目に負担がかからない生活を送りたいものですが、どうしても目に負担がかかってしまう場合は、途中で休憩を入れたり、目の周囲のマッサージをするなどの対策をとりましょう。

作業の後は、睡眠をとるなど、しっかり目を休ませることも大切です。

原因に心当たりがない場合は、麦粒腫（ものもらい）、霰粒腫《さんりゅうしゅ》（めいぼ）、結膜炎、眼瞼炎《がんけんえん》（まぶたの炎症）、細菌による感染、アレルギー症状などが考えられます。特に、かゆみを伴う場合は、これらの病気の可能性が高くなります。

・**眼球が飛び出して見える**……目全体が腫れているのではなく、眼球が飛び出して見えるものを「眼球《がんきゅう》突出《とっしゅつ》」といいます。強度の近視の人などに多くみられます。

急に眼球が飛び出してきたように感じる場合は、「眼窩蜂巣炎《がんかほうそうえん》」や「眼窩腫瘍《がんかしゅよう》」が考えられます。

眼窩蜂巣炎は、眼球の収まっている眼窩に炎症が起きる病気です。眼窩腫瘍では、眼窩に腫瘍ができて、眼球が押されてしまいます。

また、甲状腺の病気であるバセドウ病*でも、眼窩に炎症が起きて、眼球突出の症状があらわれます。

急に眼球突出が見られるようになった場合は、すみやかに精密検査を受ける必要があります。

次項は、目の充血について説明します。

用語解説

バセドウ病　免疫の異常により体の新陳代謝に関わる甲状腺ホルモンが過剰に分泌されるようになる、全身性の病気。首が腫れ、動悸や手のふるえ、イライラのほか、眼球が前に突出してくる症状がある。

目のまわりが腫れて見える原因はさまざまある

原因1 目の疲れ

泣いた後、うつぶせに寝た後、徹夜明けや長時間の作業の後など、目が疲れているときなどは、目が腫れる

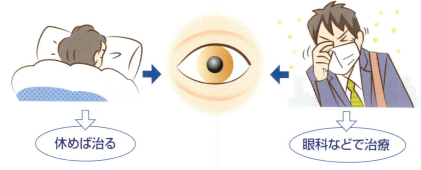

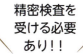

→ 休めば治る

原因2 細菌感染やアレルギー症状

麦粒腫、霰粒腫、結膜炎、眼瞼炎、細菌による感染、アレルギー症状などの可能性

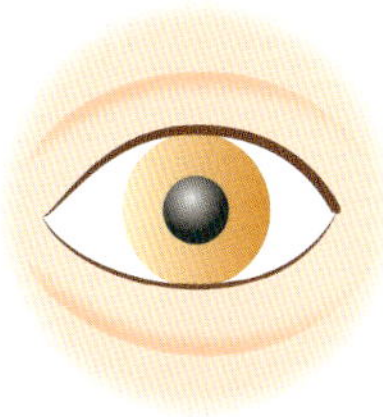

→ 眼科などで治療

原因3 眼球突出

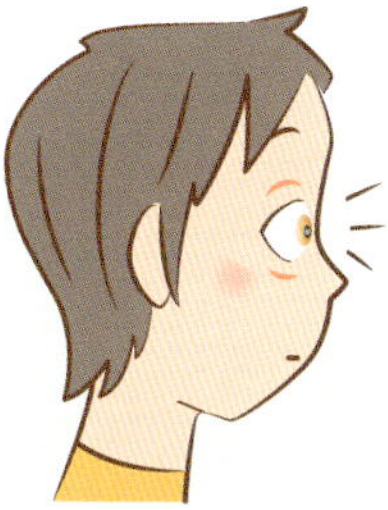

眼球が飛び出して見える「眼球突出」。

強度の近視、眼窩蜂巣炎や眼窩腫瘍、バセドウ病などの可能性

精密検査を受ける必要あり！！

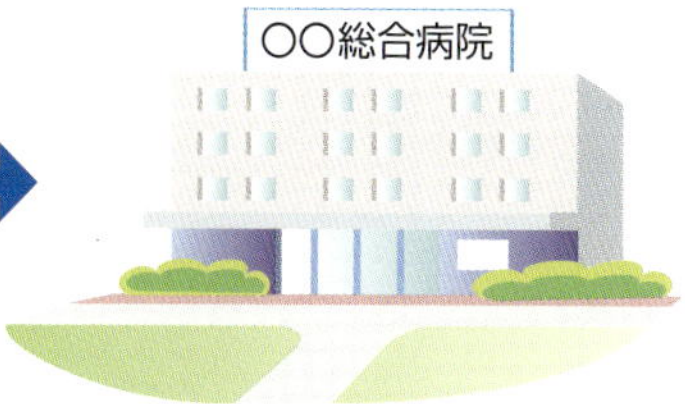

! 注意

このような症状の陰には、重篤な病気が隠れていることもあるので、異常を感じたらすぐに受診を！！

赤く充血している

充血とは、白目の部分の血管が広がることで赤く見えている状態です。よく見かけるのが、目が疲れていたり寝不足などのときです。アレルギー症状や、異物が入って刺激を受けた後などにも見られ、日常的に起きる目のトラブルといってよいでしょう。

しかし、なかには強い目の病気のサインであるケースもあるので、充血している場所に注目し、見逃さないようにしましょう。

・**黒目の周りで赤みが強い**……全体に赤みが強くなっているのですが、特に黒目周囲が赤く、離れるに従って薄くなる状態です。

まぶたを裏返してみて赤くない場合、強膜や角膜、虹彩に炎症が起きている恐れがあり、角膜炎、強膜炎、ぶどう膜炎などが考えられます。

・**黒目の周りのみ赤い**……黒目の周囲だけが赤くなっている場合は、血管から出血して赤くなっているものです。

結膜下出血*といい、打撲や飲酒など、原因はさまざまですが、ほとんどのケースで自然に治ります。

ただし、かゆみや痛み、熱を伴ったり、症状が繰り返される場合は、他の病気の疑いがあります。

・**まぶたの裏などの広い範囲が赤い**……白目の広い範囲やまぶたの裏まで赤くなっている場合は、疲れ目からくる充血の可能性が高くなります。

徹夜や目を酷使したために疲労しており、それを回復しようと酸素や栄養を供給して、回復させようという自然な身体の働きです。

また、細菌やウイルスに感染して炎症を起こしているケースもあります。

ほかに、空気の乾燥や直射日光の浴びすぎ、長時間のコンタクトレンズの使用などが刺激となって、炎症を起こしていることもあります。

心当たりがある場合は、原因をなるべく避けるようにしましょう。

用語解説　結膜下出血　結膜の毛細血管が破れて出血し、白目の部分が赤くなる状態。ケガや打撲のほか、結膜炎、くしゃみ、咳などでも起きる。

目の充血

充血している場所で違いがある

黒目の周りから広がっている	黒目の周りだけ	広範囲
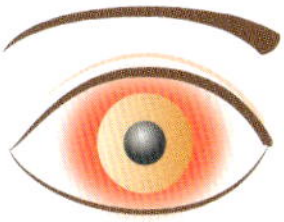	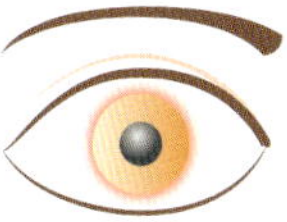	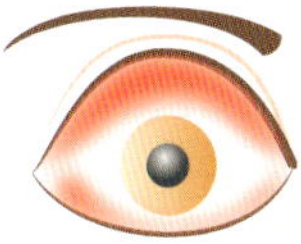
全体に赤いが、特に黒目周囲が赤く、離れるに従って薄くなる	黒目の周囲だけが赤い	白目の広い範囲やまぶたの裏まで赤い
↓	↓	↓
原因	原因	原因
疲労、寝不足など	飲酒、打撲など	徹夜や目の酷使。細菌・ウイルス感染。空気の乾燥や直射日光、コンタクトレンズなどの刺激
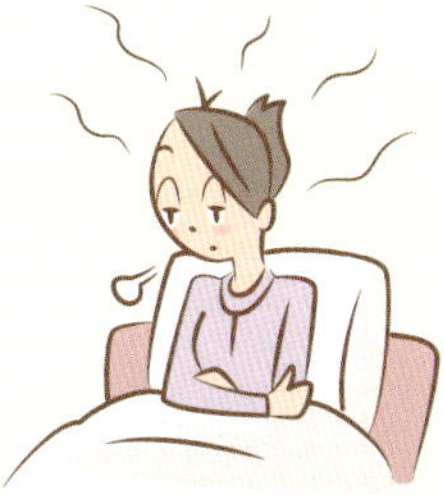	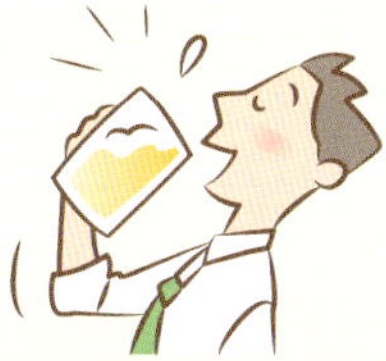	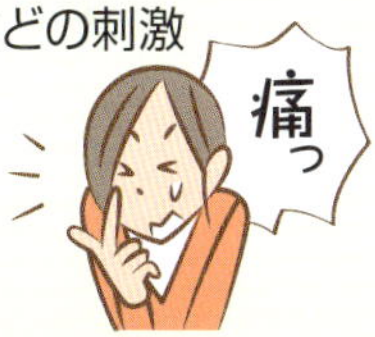
角膜炎、強膜炎、ぶどう膜炎など	結膜下出血。かゆみや痛み、熱がある、繰り返される場合は、ほかの病気かも！？	疲れ目。ほかに、細菌・ウイルス感染、空気の乾燥や直射日光、コンタクトレンズなどの刺激

涙・目やにが多くなった

目に異常があると、涙や目やにが多くなることがあります。

涙は、上眼瞼（まぶた）の外側寄りにある涙腺から分泌される液体です。まばたきにより眼球の表面全体に行き渡り、目頭近くに流れ、涙点《るいてん》から涙道に入って、鼻や喉に排出されます。

その間に、眼球を潤して表面を滑らかに保ち、酸素や栄養を補給し、老廃物やほこりなどを洗い流すという、3つの役割を果たしています。また、ウイルスや細菌が目に侵入するのも防いでいます。

涙は常に分泌されているのですが、約10％は蒸発し、残りは排出されるため、通常目からあふれることはありません。

また、目やにには古くなった角膜や結膜の組織が剥がれ落ち、涙と混ざったものです。一定の分量ができるのは自然なことですが、量が多いときは何らかの問題があると考えられます。

・**涙の量が多い**……角膜炎や細菌・ウイルス感染などによる結膜炎などが原因で、過剰に分泌されることがあります。また、ドライアイで刺激に弱くなることで、逆に涙の量が増えることもあります。

・**水っぽい目やにが増える**……ウイルス性の結膜炎（はやり目*）で、水っぽい目やにが増えます。この場合、まぶたの裏や結膜にブツブツが見られます。

・**黄色っぽい目やに**……結膜が充血し、黄色っぽい目やにが増えたときは、細菌性結膜炎が疑われます。黄色ブドウ球菌、インフルエンザ菌、肺炎球菌などへの感染が原因です。腫れやかゆみ、ゴロゴロした感じを伴うことが多いです。

・**ドロリとした目やに**……目尻にドロリとした目やにが溜まる場合は、慢性涙嚢炎《まんせいるいのうえん》が疑われます。目頭近くにある涙嚢が細菌に感染して発症します。

これらの普段とは違う涙や目やにの異常を感じた場合は、すみやかに眼科で受診しましょう。

用語解説　はやり目　ウイルス感染により、結膜に炎症が起きる病気。ウイルス性結膜炎・流行性結膜炎。

涙、目やにからわかる目の病気

涙、目やには目の健康を保つために必要なもの。ただし、量などの分泌に異常があるときは注意が必要

涙の流れる経路

涙腺→眼球→涙嚢→涙道→鼻腔へ

目やにの流れる経路

眼球→目頭→体外へ

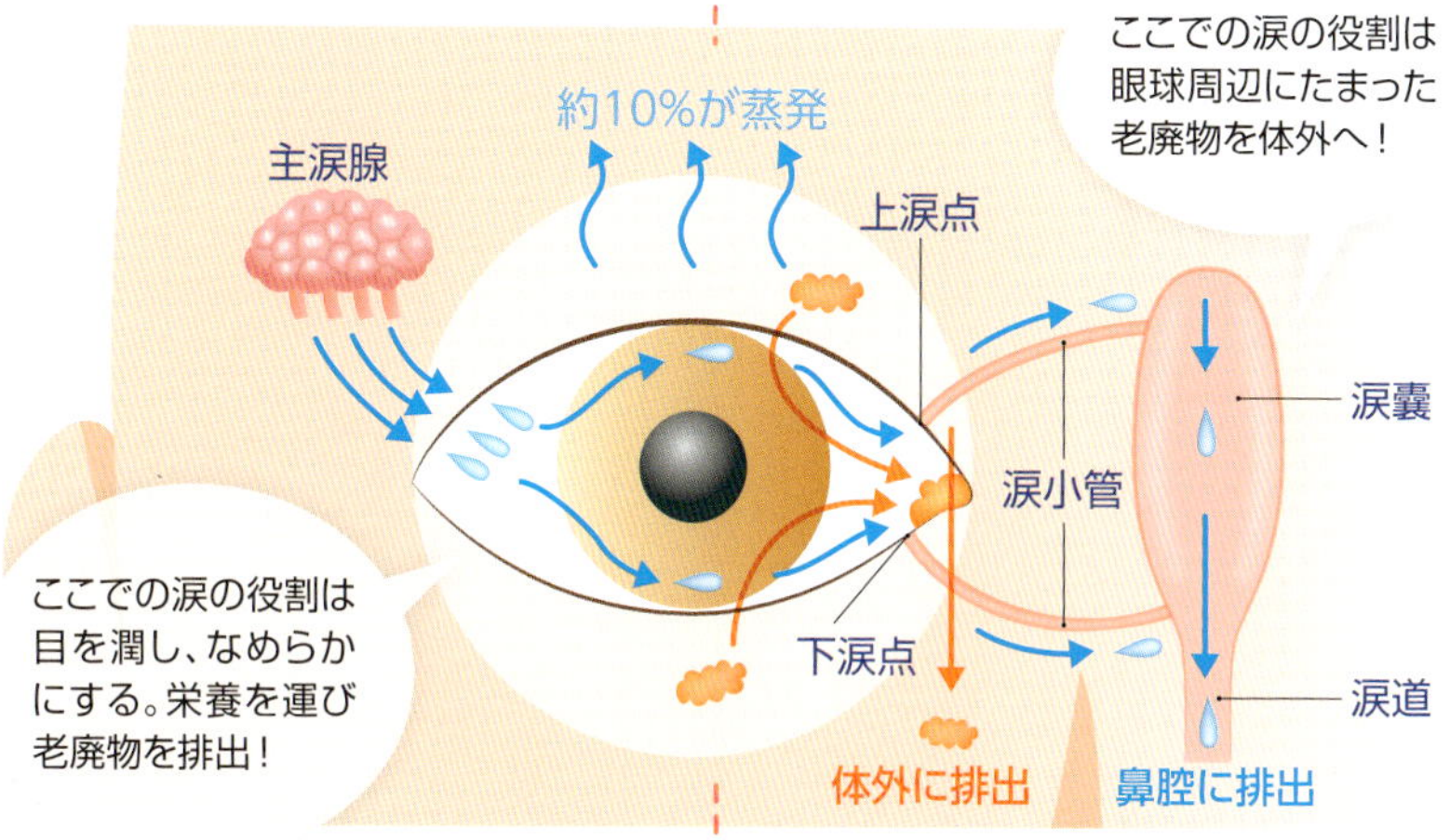

しかし分泌に異常がおこると……

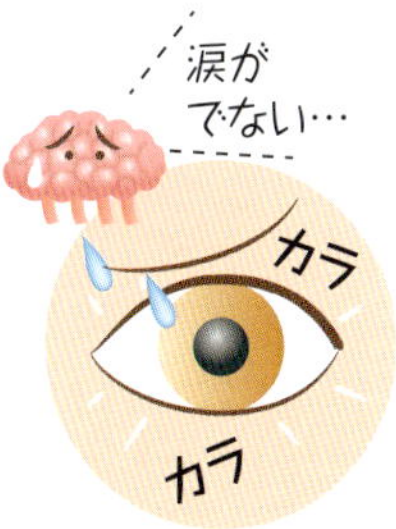

▶涙の分泌が不安定

角膜炎や細菌・ウイルス感染などによる結膜炎、ドライアイなど

▶水っぽい目やに

- 水っぽい目やにが増える
  ウイルス性の結膜炎（はやり目）
- 黄色っぽい目やに
  細菌性結膜炎
- ドロリとした目やに
  慢性涙嚢炎

白内障・緑内障のときの目からのシグナル

白内障のシグナル

目に起きるさまざまな異常や不調は、目の病気のシグナルでもあります。

白内障は、長い時間をかけてゆっくり進行し、初期にはほとんど自覚症状がありません。また、見え方が悪くなっても、「年のせい」で済ませがちなので、次のような症状が出てきたら注意しましょう。

白内障の自覚症状で代表的なものは、目がかすむ、物がぼやける、細かい字が読みにくくなる、疲れ目が治らないというものです。

年齢が若い頃は透明だった水晶体が少しずつ濁ることで、物が見づらくなってくるのです。

老眼も、やはり加齢とともに物が見づらくなる目の病気ですが、違いがあります。

老眼では、近くにピントが合わなくなるのに対し、白内障ではピントは合うのに、かすんだようになって見えにくいのです。老眼鏡をかけても、白内障は見え方が良くなることがありません。

また、白内障は、暗いところで物が見にくくなったり、明るいところで、ギラギラと眩《まぶ》しく感じることもあります。眼内で光が乱反射しているためです。

さらに病気が進行すると、物が2重、3重に見えることもあります。これは、水晶体の濁りのために、光がまっすぐに進まず、網膜の上で結ばれる像が、ブレているからです。

また、水晶体の濁りが強くなってレンズの厚みが増すことで、屈折率が変わり、一時的に近くの物が見やすくなることもあります。

後期まで進行すると、外からみても目が白く見えるようになります。

白内障の自覚症状

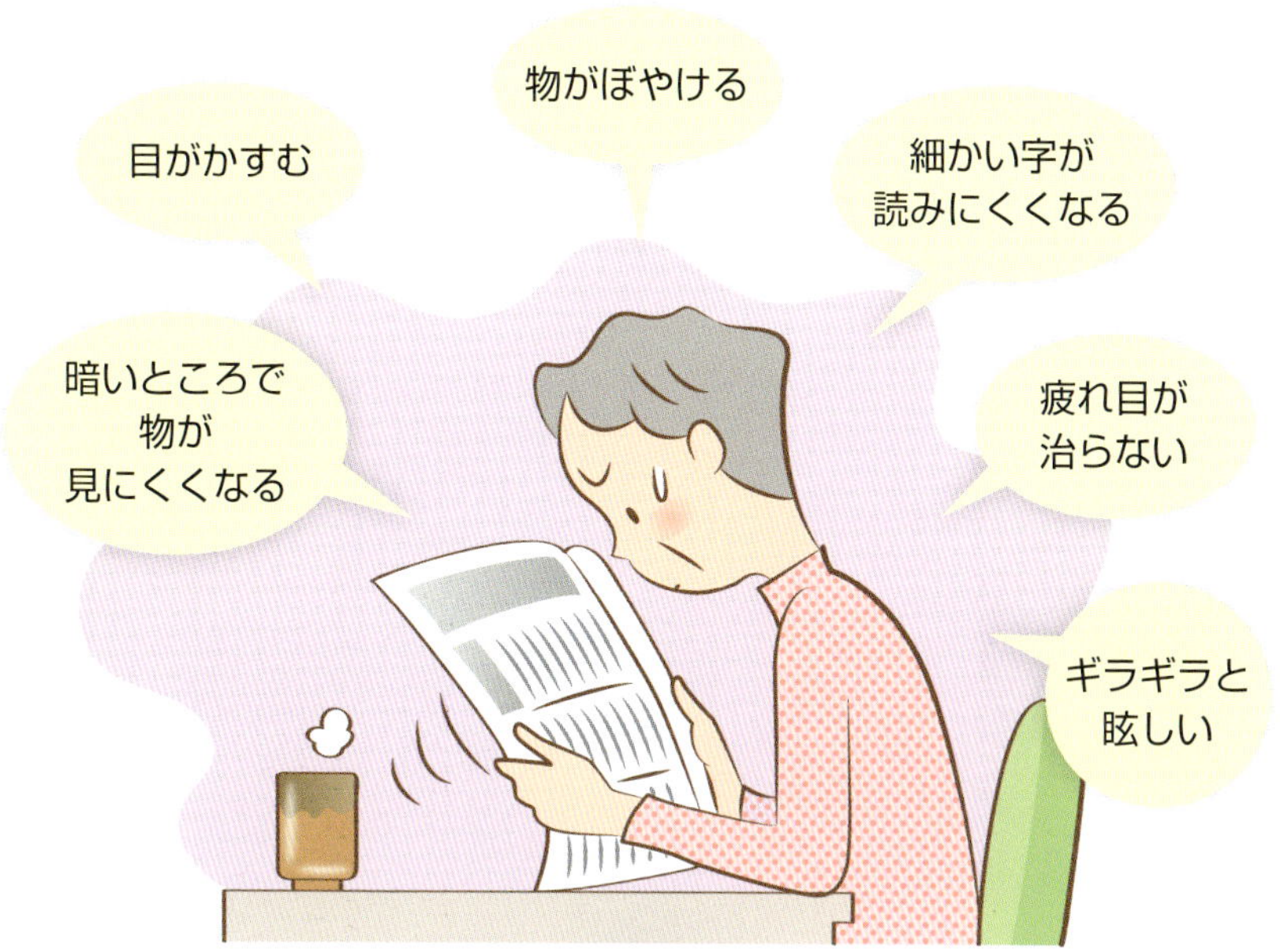
目がかすむ
物がぼやける
細かい字が
読みにくくなる
暗いところで
物が
見にくくなる
疲れ目が
治らない
ギラギラと
眩しい

さらに進行すると……

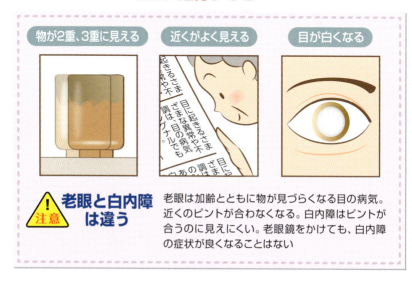

物が2重、3重に見える

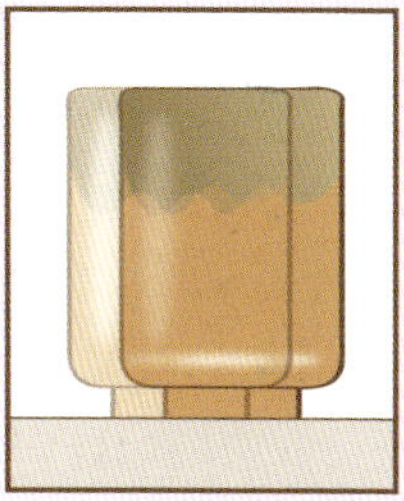

近くがよく見える

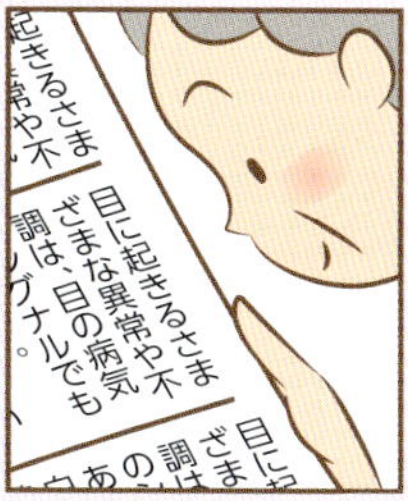

目が白くなる

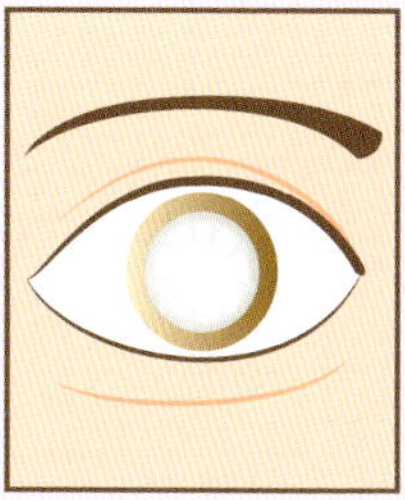

! 注意 老眼と白内障は違う

老眼は加齢とともに物が見づらくなる目の病気。近くのピントが合わなくなる。白内障はピントが合うのに見えにくい。老眼鏡をかけても、白内障の症状が良くなることはない

緑内障のシグナル

緑内障を早期発見するための、自覚症状はどんなものがあるのでしょうか。

実は、緑内障には、シグナルとなるような症状がこれといってありません。

緑内障は、視野が少しずつ欠けたり、狭くなっていく病気です。まれに、頭痛や吐き気が現れることがありますが、ほとんどのケースでは痛みやかゆみ、あるいは見た目の異常などの自覚できる症状がないのです。また、視野が次第に欠けていっても、なかなか気づけません。

人には左右の目が備わっているため、片方の目の視野の欠損部分は、もう片方の目からの情報と統合することで、脳が補正します。このため、本人が〝見ている〟映像には、欠損部分がない期間が続くのです。

しかも、緑内障は急性のものを除いて、10年20年と長い時間をかけて進行する病気です。視野に欠損があっても、その視野に慣れてしまい、発見が遅れがちなのです。

では、緑内障はどのように発見したらよいのでしょうか。まずは、ときどき片目で物を見て、視野をチェックすることです。

視野の欠損は、多くの場合、視野のなかに小さな見えない点（暗点）ができることから始まります。片目で見たときの視野で、やや鼻側、中央より少し高めの位置から始まる人が多いです。視野の外側から欠けていく人もいます。

気づきやすいのは、新聞や本を読んでいるときなので、ときどき片目で読んでみてもよいでしょう。

日本では、40歳代以上では、20〜30人に1人が緑内障を発症しているとされています。40歳を過ぎたら、緑内障を意識したいものです。

次項では、全身の病気から現れる、目の異常について取り上げます。

緑内障の自覚症状

緑内障は早期発見が難しい病気

その理由は?

1 初期には自覚できる症状がほとんどない

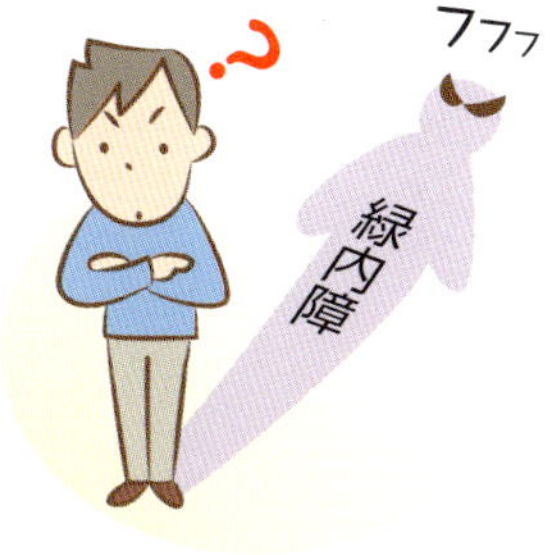

2 片方の欠損視野を脳が補正してしまう

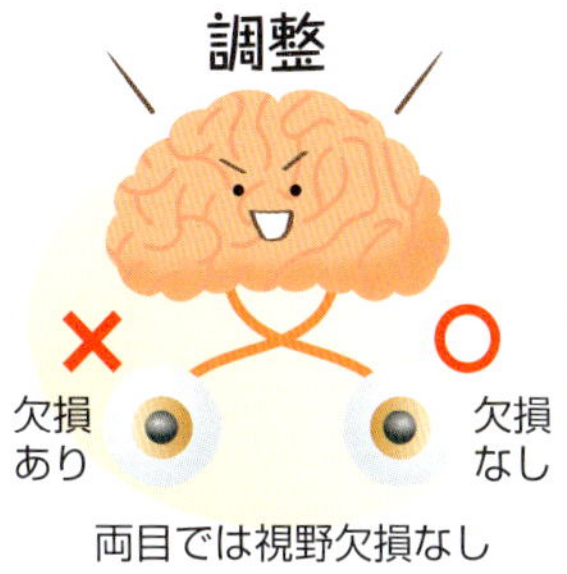

両目では視野欠損なし

3 進行が遅い

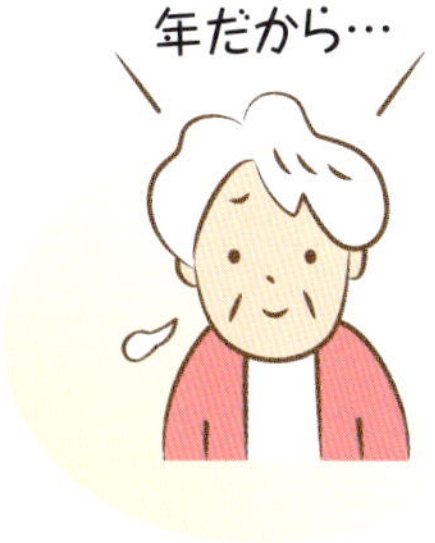

緑内障―初期の発見のポイント

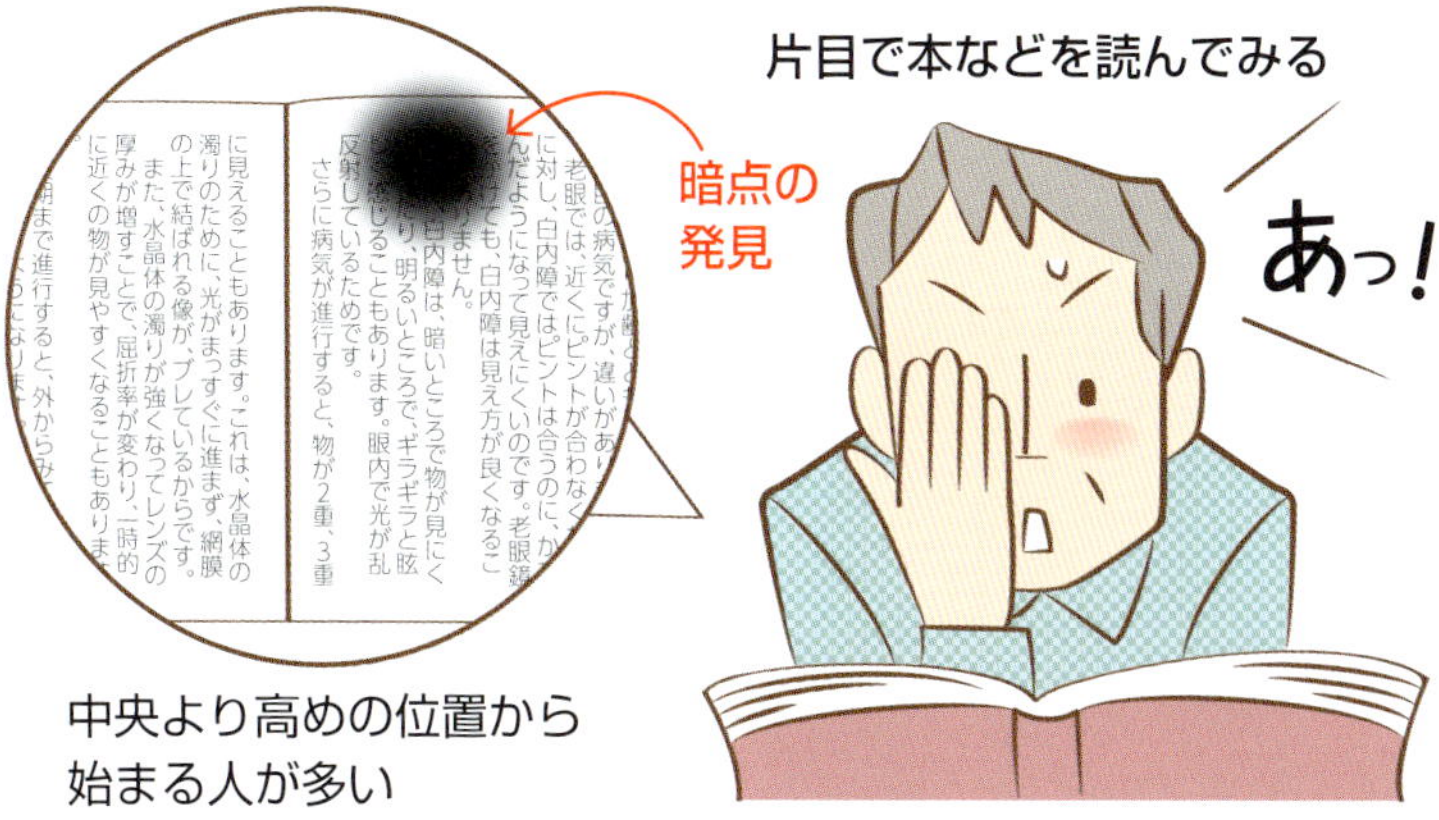

片目で本などを読んでみる

注意 欠損部は進行にしたがって徐々に広がってくる。早期発見が大切

目以外の原因でトラブルが起こることも

全身の病気が関わっている目の異常

目以外の病気が原因で、目に異常があらわれることもあります。代表的なのは、高血圧です。

高血圧は、自覚症状がなく、発見されないまま、全身の血管などを損傷させていきます。

高血圧の影響は、眼球の網膜の血管にもあらわれ、動脈硬化が進んで血管が破れたり、血管から汁がにじんで「滲出斑《しんしゅつはん》」となったりします。

実は、瞳孔から直接眼底の血管を観察できるため、高血圧を要因とする動脈硬化を発見できるのです。

また、糖尿病でも血管が詰まったり、もろくなることで、視力障害が出ることがあります。

脳腫瘍から視力障害が起きることもあります。脳内にできた腫瘍に視神経などが圧迫されることで、視力低下などとしてあらわれるのです。雲や霧がかかったように見えることが多いです。

「*後頭葉視中枢」付近が圧迫される場合は、見える範囲が狭くなる「視野狭窄《きょうさく》」があらわれることがあります。

脳の血管がつまる脳梗塞でも、視野の異常があわらわれることがあります。ひどいときは、左右の目のそれぞれ片側の視野が狭くなる「同名半盲《どうめいはんもう》」などになることもあります。

甲状腺の病気の一つであるバセドウ病では、目が飛び出たように見える「眼球突出」や、まぶたの筋肉が収縮してまぶたが吊られたように見える「眼瞼後退」があらわれることがあります。

また、ストレスにより、目が腫れたり、目の筋肉が異常な動きをして、目がピクピクするなどの症状が出ることもあります。

次項からは、眼科の検査を説明します。

用語解説　後頭葉視中枢　脳の大部分を占める大脳の後部にあるのが後頭葉。頭蓋骨の最も後方に収まっており、視覚の中枢が存在する。

ほかの病気から目の異常があらわれることも…

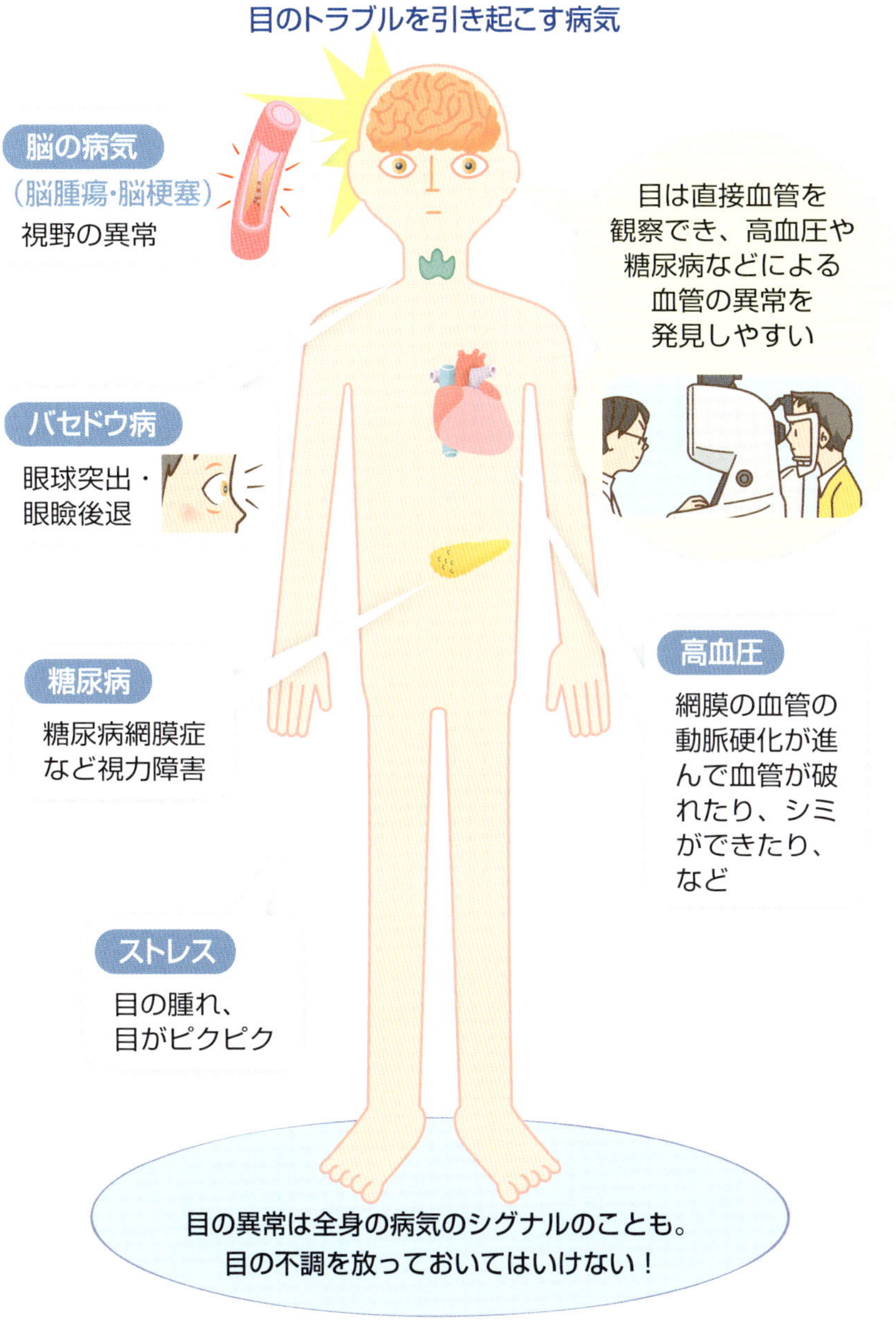
目のトラブルを引き起こす病気
脳の病気
（脳腫瘍・脳梗塞）
視野の異常
目は直接血管を観察でき、高血圧や糖尿病などによる血管の異常を発見しやすい
バセドウ病
眼球突出・眼瞼後退
糖尿病
糖尿病網膜症など視力障害
高血圧
網膜の血管の動脈硬化が進んで血管が破れたり、シミができたり、など
ストレス
目の腫れ、目がピクピク
目の異常は全身の病気のシグナルのことも。
目の不調を放っておいてはいけない！

目の異常を検査する

まずは、眼科を受診する

目に何か異常や違和感を覚えたら、なるべくすみやかに病院に行きましょう。

前項では、目に異常のあらわれる全身の病気とその特徴を紹介しましたが、目に何か違和感があるときは、まずは眼科を受診しましょう。医師は詳しく調べたうえで、専門的な知識をもとに診断し、必要ならば受診すべき科を紹介してくれます。

また、ある病気の特徴が、自分の症状と一致している、あるいは一致しないからと、自己判断してしまうのはよくありません。

本や雑誌、インターネットなどで紹介されているのは、あくまでもそれぞれの病気の典型的な特徴や見逃したくないサインなどです。

病名は一つでも、実際には人によって症状の出方に違いがあり、進行も異なります。また、2人の症状が似ている患者さんがいても、まったく異なる病気だというケースもあるのです。

何よりも恐ろしいのは、「○○だから、仕方ない」「単なる老化現象だ」などと決めつけてしまい、受診が遅れてしまうことです。

緑内障をはじめ、症状が不可逆的に進行し、もとの状態に戻せない病気もあります。早期発見、早期治療が、とても大切なのです。

特に40歳代以降は、さまざまな目の病気にかかりやすくなる年代です。少しでもおかしいと思うことがあったら、医師に相談しましょう。

また、早期発見のためにも、日頃から自分の見え方や目の状態を意識しておき、定期的に目の検査を受けるのもお薦めです。

「何かヘン！?」と感じたら、すみやかに受診を

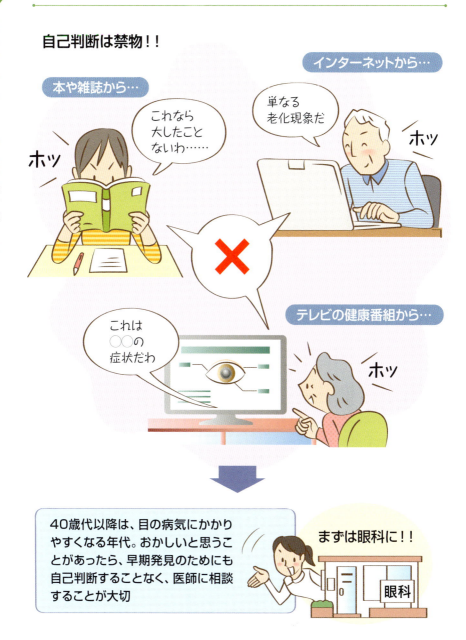

自己判断は禁物！！

40歳代以降は、目の病気にかかりやすくなる年代。おかしいと思うことがあったら、早期発見のためにも自己判断することなく、医師に相談することが大切

問診のために情報を整理しておく

眼科の診察でも、問診からスタートします。眼科ではさまざまな検査を行いますが、医師が患者さんの状態を把握し、どんな検査が必要か判断するためにも、問診はとても大切です。

問診をスムーズに進め、できるだけ医師に自分の状態を正確に診断してもらうために、あらかじめ症状についてまとめておくとよいでしょう。

特に診察室で緊張したり、普段より口数が少なくなってしまうという人は、伝えたいことはメモしておくとよいでしょう。メモを作ることで、情報が整理でき、話しやすくなる効果もあります。

医師に質問されるのは、次のようなことです。

- **気になる症状**
- **その症状が初めて出た時はいつか**
- **どれぐらい継続しているか**
- **症状が出るのは、どんなときか**
- **目以外に気になる症状があるか**
- **近視・遠視・乱視はあるか**
- **生活習慣や生活環境について**
- **家族に目の病気や生活習慣病のある人はいるか**
- **持病・服用している薬**

特に、持病や服用している薬がある場合は、正確に伝えます。目の病気ではなくても、影響がある可能性があります。お薬手帳も忘れないようにしましょう。

なお、眼科を受診する際は、アイメイクは控えた方がよいでしょう。また、コンタクトレンズを使用している場合は、ケースやメガネも持参します。

また、車やバイク、自転車で病院に行くのは控えましょう。検査で使う目薬の中には、使用後視界に影響して、しばらく運転できなくなるものがあるからです。

次項からは、眼科で行う検査について、詳しく説明します。

眼科での問診

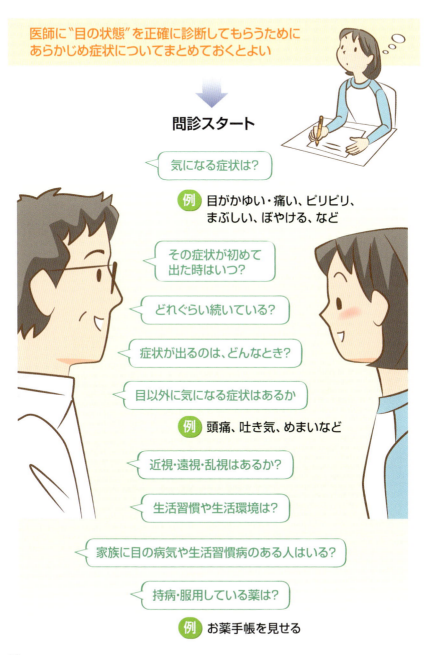

医師に“目の状態”を正確に診断してもらうために
あらかじめ症状についてまとめておくとよい

問診スタート

気になる症状は?

例 目がかゆい・痛い、ピリピリ、まぶしい、ぼやける、など

その症状が初めて出た時はいつ?

どれぐらい続いている?

症状が出るのは、どんなとき?

目以外に気になる症状はあるか

例 頭痛、吐き気、めまいなど

近視・遠視・乱視はあるか?

生活習慣や生活環境は?

家族に目の病気や生活習慣病のある人はいる?

持病・服用している薬は?

例 お薬手帳を見せる

眼科で行う各種検査

問診のあとは、必要に応じてさまざまな検査を行います。

ほとんどの患者さんに行われる基本的な検査として、「視力検査」「細隙灯顕微鏡検査《さいげきとうけんびきょうけんさ》」「角膜検査」があります。

視力検査は、どのぐらい見えているかを計測するものです。ランドルト環（Cマーク）という記号やひらがななどの指標をどの距離で読めるかを確認します。

通常は裸眼で計測する「裸眼視力検査」で行いますが、眼鏡やコンタクトレンズなどを使っている人は、つけたままの「矯正視力検査」を行います。矯正視力でも見え方が悪い場合は、白内障など何らかの問題があると考えられます。

細隙灯顕微鏡検査は、目の中や周辺の異常を調べる検査です。部屋を暗くし、細隙灯*（スリットランプ）で細い帯状の光を斜めに当て、顕微鏡で拡大して異常を調べるものです。

角膜、虹彩、水晶体、硝子体など眼球の部位だけでなく、まぶた、結膜、まつげまで詳しく確認します。瞳孔を通して、網膜の状態まで確認できる検査です。

角膜検査は、角膜の形状や質などを調べる検査です。白内障や緑内障の手術の前や、コンタクトレンズを使用する人では定期的に行います。

「角膜形状解析検査」では、前眼部の断面図を撮影して、角膜の形状や傷、濁り、炎症などがないか調べます。

「角膜内皮《ないひ》細胞検査」は、スペキュラマイクロスコープという特殊な装置で5層になっている角膜の一番内側である角膜内皮細胞を撮影し、数や大きさ、形状を調べます。

用語解説　細隙灯　細い隙間から帯状の光を出す灯り。細い光を角膜や虹彩、前眼房、水晶体、硝子体に当てて、細かく観察するために使う。

眼科の検査 ①

視力検査

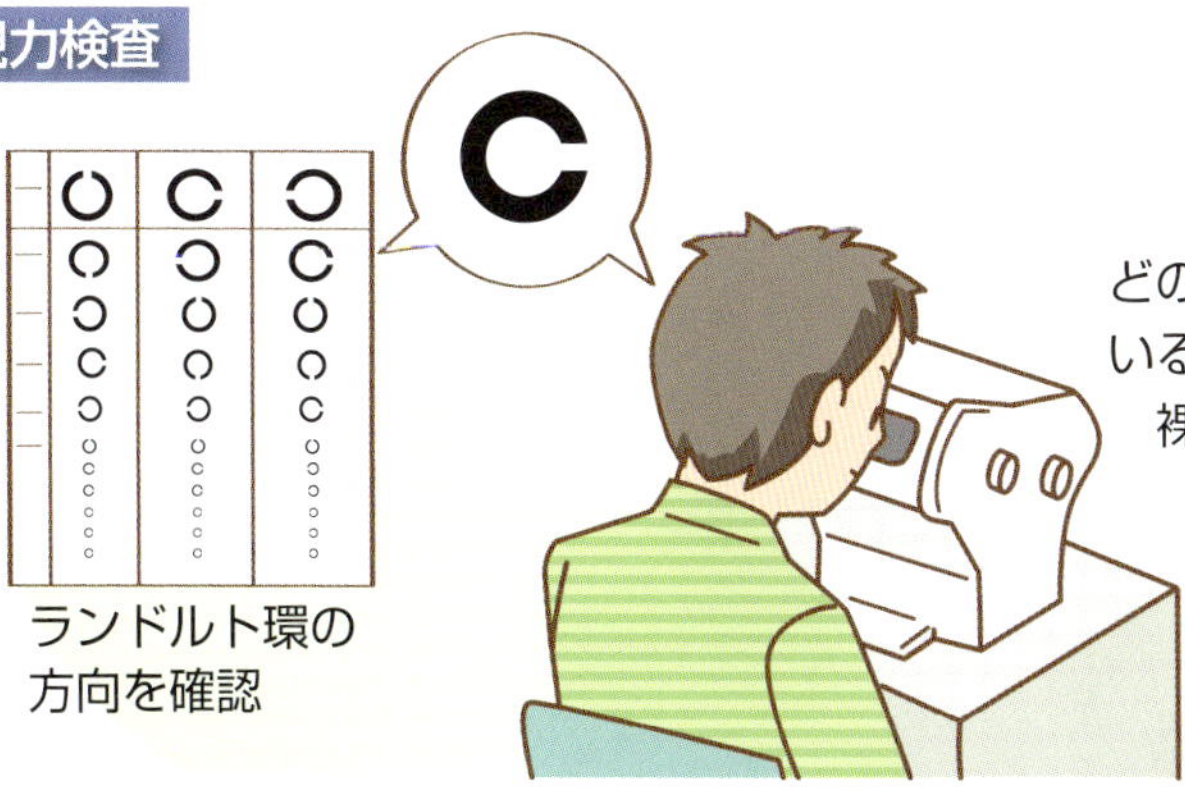

ランドルト環の方向を確認

どのぐらい見えているかを計測。裸眼視力検査と矯正視力検査がある

細隙灯顕微鏡検査

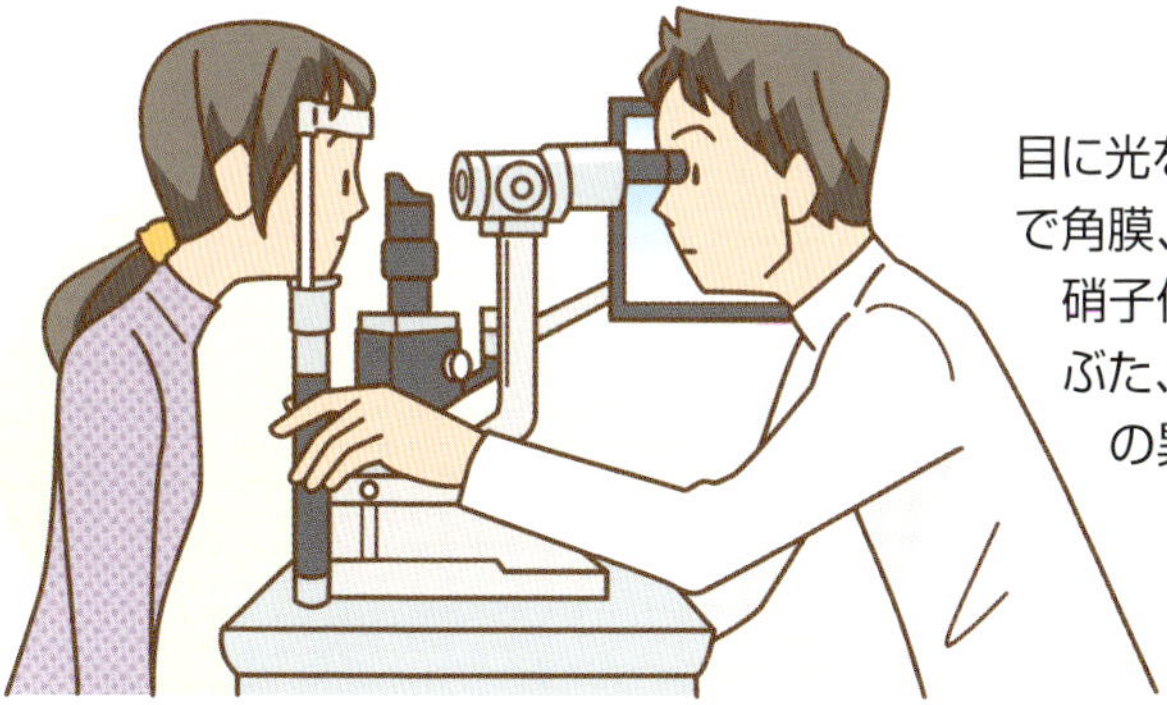

目に光を当て、顕微鏡で角膜、虹彩、水晶体、硝子体、網膜や、まぶた、結膜、まつげの異常を調べる

角膜検査

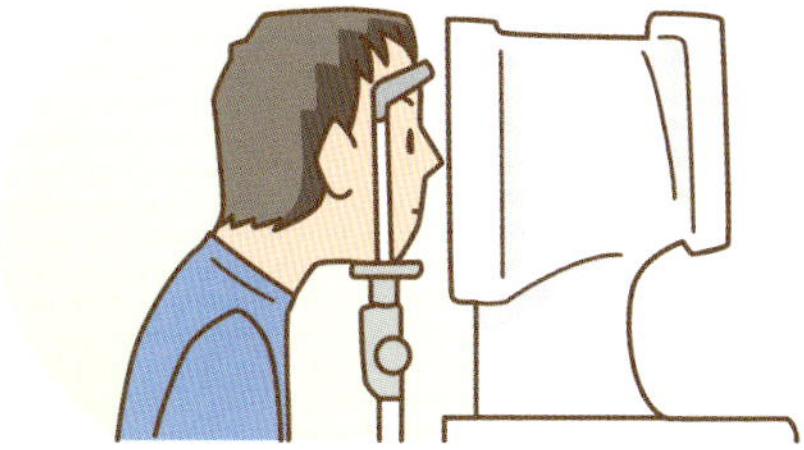

角膜の形状や質などを調べる

●眼底検査

眼底検査は、瞳孔から眼球の中を覗《のぞ》き、目の一番奥にある眼底を調べる検査です。

網膜や網膜にある血管、視神経乳頭、視神経、そして硝子体の状態も直接確認できます。白内障や網膜剥離、眼底出血などを発見するのに役立ちます。

眼底検査は、医師が眼に光を当てながら検眼レンズで拡大して検査する方法のほか、細隙灯顕微鏡にレンズをつけて行ったり、光干渉断層計*（OCT）も使われます。また、角膜や水晶体、硝子体が無色透明であるために、眼底は、人体のなかで唯一血管を直接見ることのできる場所です。血管を自然な状態で確認できるため、動脈硬化や脳腫瘍、高血圧や糖尿病などの病気の発見にも役立てられます。

なお、眼底検査では、眼底を見やすくするために瞳孔を開く「散瞳薬《さんどうやく》」が使われることがあります。使用後5～6時間は、物が見づらくなったり、まぶしさを強く感じるなど、視界に影響があるので、注意が必要です。

●隅角鏡検査

隅角鏡《ぐうかくきょう》検査は、隅角鏡というレンズを使い、隅角を調べる検査です。隅角は、角膜と虹彩の境目のあたりで、房水の排出口があるので、ここの開き具合が房水の流れに影響するためです。隅角鏡を角膜に接触させるため、点眼麻酔を行います。

●眼圧検査

眼圧検査は、眼圧計で眼球に内側からどれ位の圧力がかかっているのかを調べる検査です。眼圧は眼球の形を保つために必要ですが、高過ぎると緑内障などにつながります。

●視野検査

目を動かさないで見える範囲を視野といいますが、視野の範囲や欠けなどを調べるのが、視野検査です。視野測定装置を使い、片目で点を見つめて視点を固定させ、周辺に出る光の点を視認できるか調べます。緑内障などが疑われるときに行います。

用語解説　光干渉断層計　眼底に弱い赤外線を照射して得られたエコー画像を解析して、断層構造を観察するもの。網膜を詳しく調べられる。

眼科の検査 ②

眼底検査

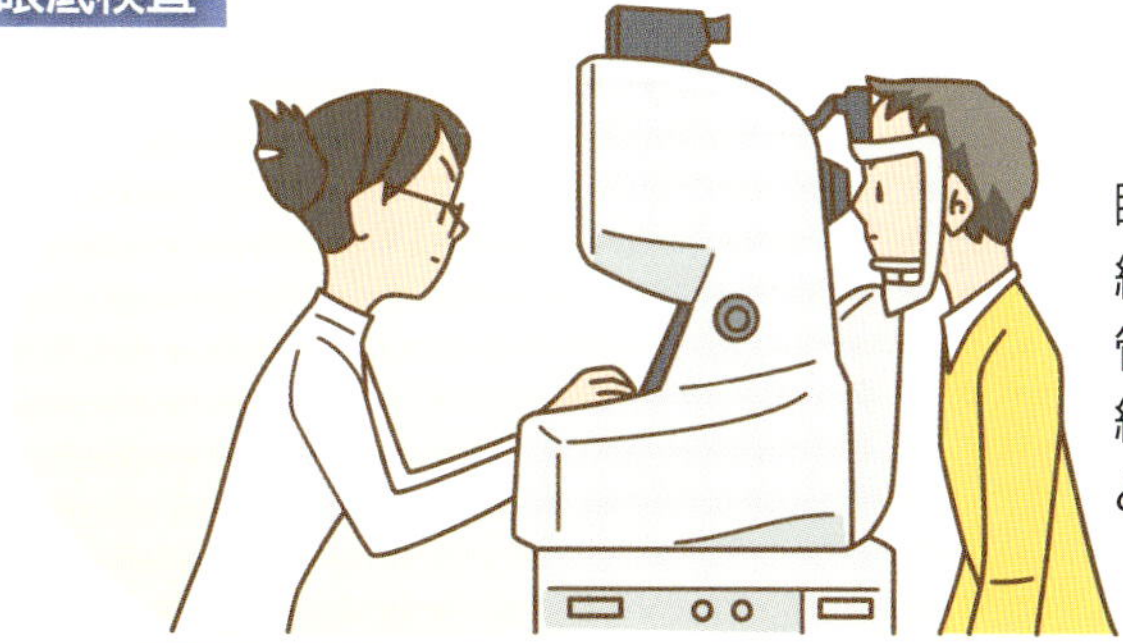

瞳孔から眼底を調べ、網膜や網膜にある血管、視神経乳頭、視神経、硝子体の状態などを調べる

散瞳薬が使われた後5～6時間は、見え方に影響があるので注意

隅角鏡検査

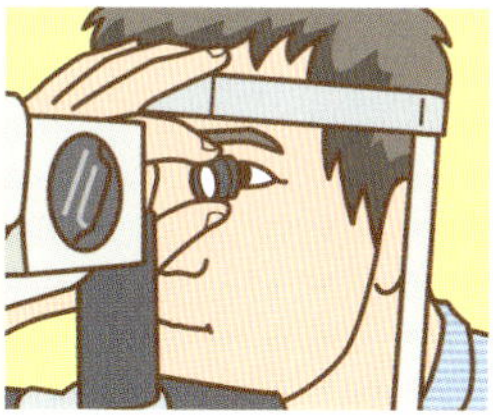

房水の排出口である隅角を調べる

点眼麻酔をして、特殊なコンタクトレンズを装着

視野検査

視野の範囲や欠けを調べる

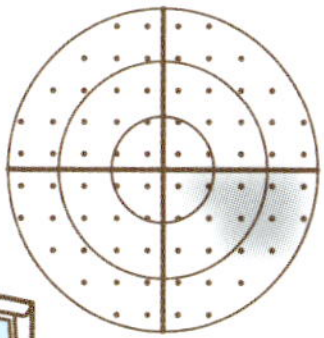

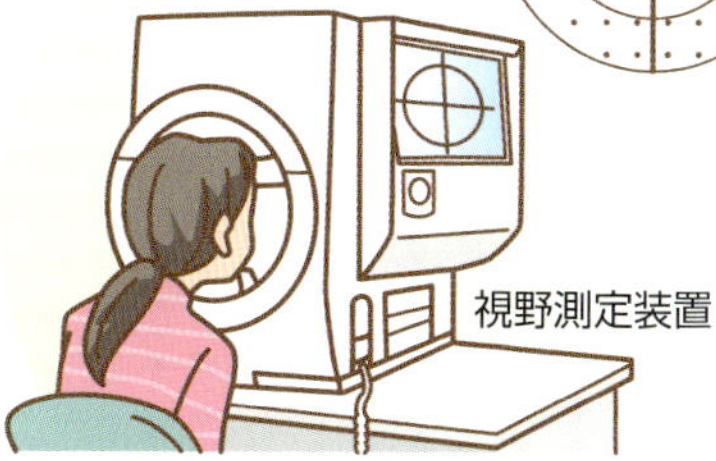

眼圧検査

眼圧計で眼球内の圧力を調べる

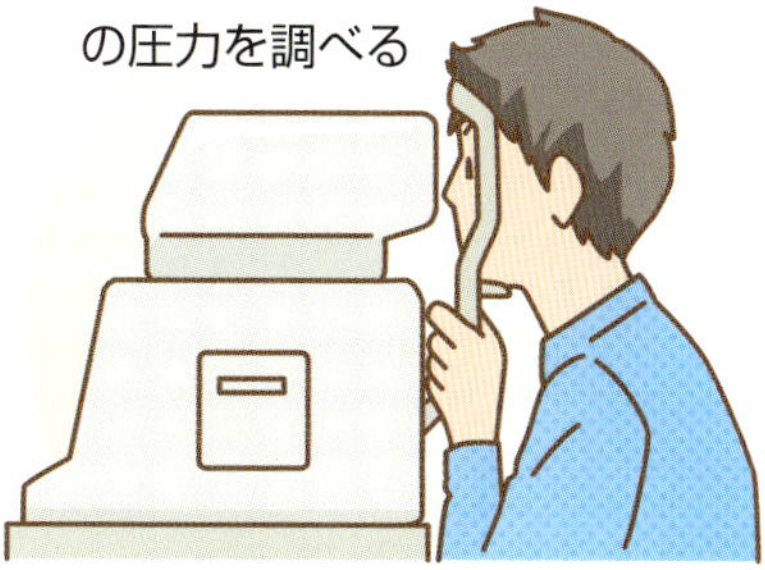

眼科の検査 ③

画像診断

X線検査、超音波検査、CT検査などにより、直接見ることのできない組織内部の状態を調べる。眼内腫瘍などの発見や診断に役立つ

涙液検査

涙の分泌量を調べる検査。

両眼の目尻に目盛りのついた細長い試験紙をはさんで5分置き、湿った部分でどれだけ涙液が分泌されるのかを測定する

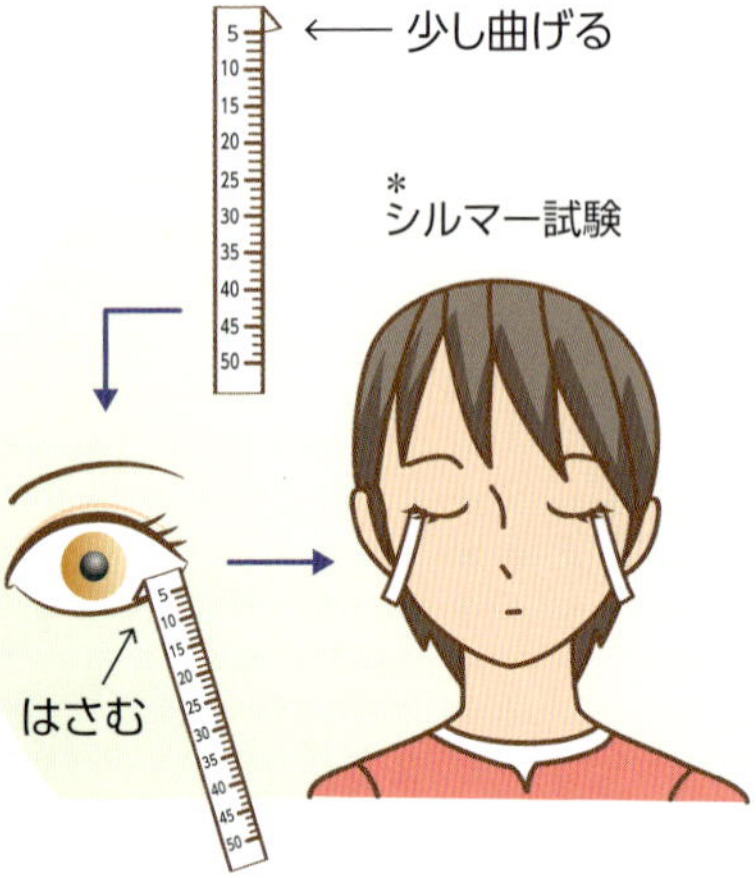

電気生理検査

眼球に光を当てるなどして、そのときに網膜や視神経に発生する微弱な電位を測定することで、網膜全体の機能と視神経や脳の物を見る機能を確認する検査

眼球突出検査

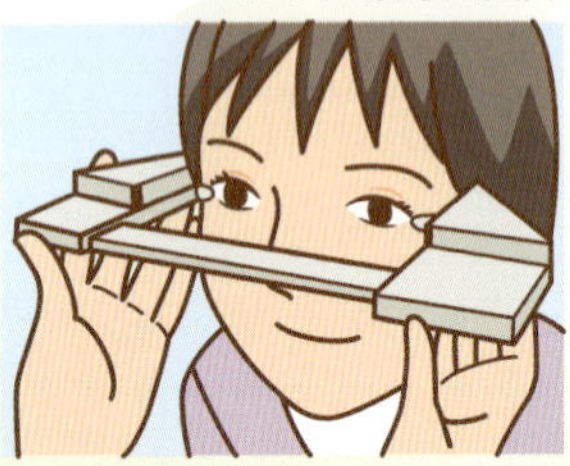

目が飛び出して見えるか、その疑いのある人に行う検査。ヘルテル眼球突出計という専用の計測器で突出度を測る

日本人は、通常10〜15㎜程度目が前に出ているが、16㎜以上、あるいは左右差が2㎜以上あると眼窩腫瘍、バセドウ病など何らかの原因が疑われる

用語解説 シルマー試験　涙の分泌量を測る検査。専用のろ紙をまぶたに挟み、5分おいてどの位の長さまで涙が染みるか調べる。

第2章

白内障の原因と最新治療

白内障になる仕組みや病気の特徴はどんなものでしょうか。治療と手術のタイミング、生活における注意点などを説明します。

白内障って、どんな病気？

目のレンズが濁って、光を通しにくくなる

白内障は、加齢とともに誰にでも起こる可能性のある病気です。

視界がかすむ、まぶしい、目が疲れる、暗いところで物が見づらい、などの症状から始まり、次第に見え方が悪くなっていきます。進行すると、瞳の瞳孔部分が外から見てもわかるほど白くなるため、昔は「しろそこひ」*とも呼ばれていました。

白く変化するのは、眼球の水晶体です。

水晶体は、直径約9㎜、厚さ約4㎜の凸型レンズの形をした透明な組織です。主にたんぱく質でできていますが、約65％は水分です。一番の特徴は柔軟性があるレンズだということです。

私たちは生活の中で、さまざまな距離の物を見る必要があります。異なる距離の物にピントを合わせるためには、目に入ってくる光の屈折を調節して、網膜の上に像を結ぶ必要があります。

水晶体は柔軟性があるため、毛様体が伸び縮みすることで、厚みが変わります。これにより、ピントの調節が行われているのです。

ただ、生きたレンズである水晶体は、たんぱく質が変性することがあり、濁りが生じるのです。これが白内障です。

濁りが少ないうちは、光が眼球内で乱反射して、まぶしく感じます。濁りが増えると充分な光が網膜に届かず、よく見ようとして目が疲れます。さらに濁りが濃くなると、視界に霞がかかったようになり、やがて焦点が合わなくなってしまうのです。

なぜ、水晶体が白く濁るのでしょうか。次項で説明しましょう。

用語解説　しろそこひ　白内障の古い呼び方。「そこひ」とは視力障害をきたす眼疾患のことで、水晶体が白濁して瞳が白く見える白内障を「しろそこひ」と呼んでいた。

目のレンズ水晶体が濁る白内障

水晶体は直径約9㎜、厚さ約4㎜の凸レンズ。主にたんぱく質でできている

水晶体の役割 ピントは毛様体の伸縮により、水晶体が厚みを変えることで調節され、クリアな映像を実現する

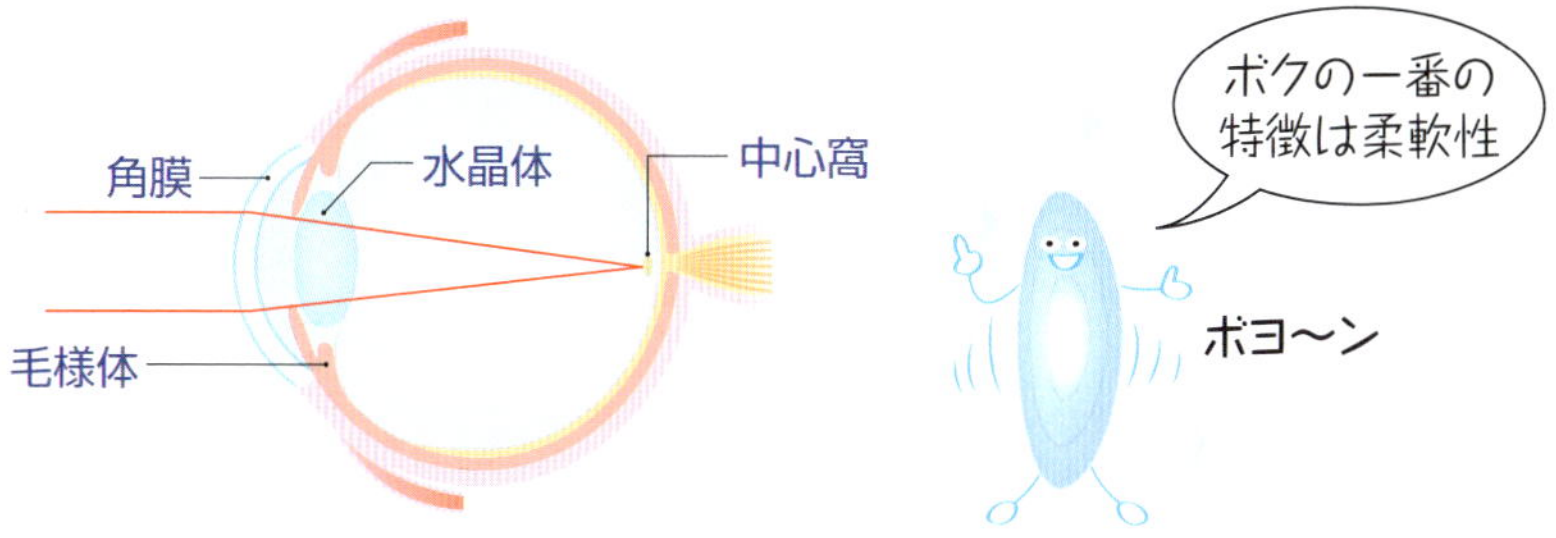

しかし、主成分であるたんぱく質が変性し水晶体に濁りが出てくると……

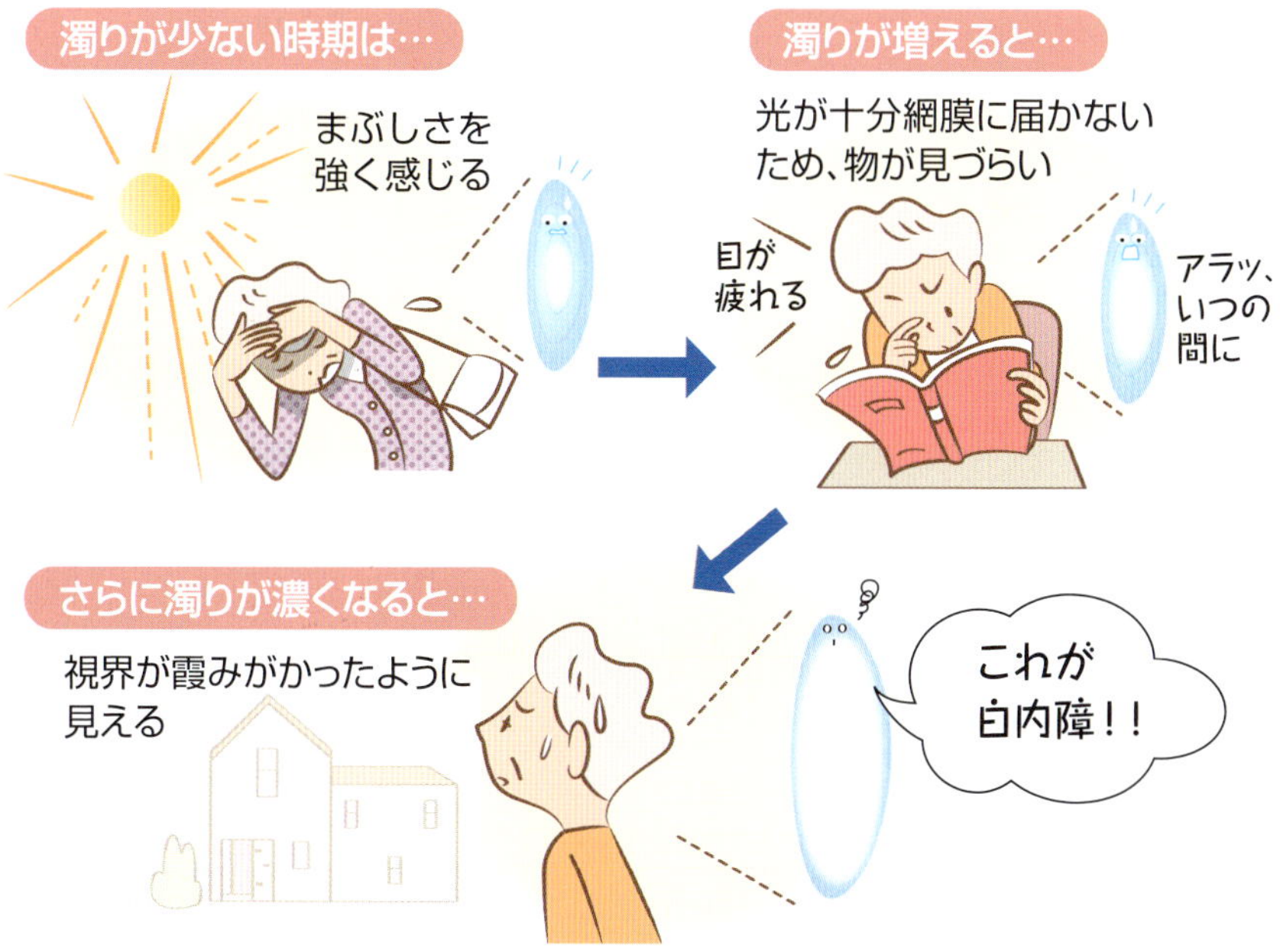

なぜ目のレンズは濁ってしまうのか？

多くは老化による〝加齢性白内障〟

なぜ、目のレンズである水晶体が白く濁ってしまうのでしょうか。

水晶体は、レンズのように透明な組織ですが、大きく3つの層から成っています。

一番外側にあるのが「水晶体嚢《すいしょうたいのう》」、水晶体全体を包む袋状の膜です。その内側が「水晶体皮質」で、ピント調節を担う部分です。中央には「核」という、密度の濃い部分があります。

実は、水晶体の核は、赤ちゃんのときにはありません。

水晶体嚢は、前眼房《ぜんがんぼう》に接している前嚢と硝子体に接している後嚢に分けられます。前嚢には水晶体上皮細胞が並んでいて、新しい線維細胞を作り出しています。これが水晶体皮質になるのです。

水晶体上皮細胞では、つねに新しい線維細胞が作られ、古い細胞は水晶体の中央に向かって、ゆっくり移動し、機能を保っています。

水晶体の中央には、どんどん細胞が集まってくるので、細胞内の水分を減らすことで小さくなります。これが繰り返され、古い細胞が集まって形成されるのが、水晶体の核なのです。

こうして、核を中心に水晶体は長い間に少しずつ硬くなっていきます。すると、酸素や栄養が届きにくくなり、たんぱく質が変性してしまうのです。

これが、水晶体の白い濁りの正体です。

「加齢性白内障」は老化の一つでもあり、早い人では40歳代から、70歳代では約50%、80歳代ではほとんどの人に見られます。

次に加齢以外の白濁の原因について説明します。

加齢に伴って水晶体に変化が……

白内障のほとんどは老化に伴う水晶体の“濁り”によって起きる「加齢性白内障」

水晶体が濁るしくみ

[水晶体の構造]

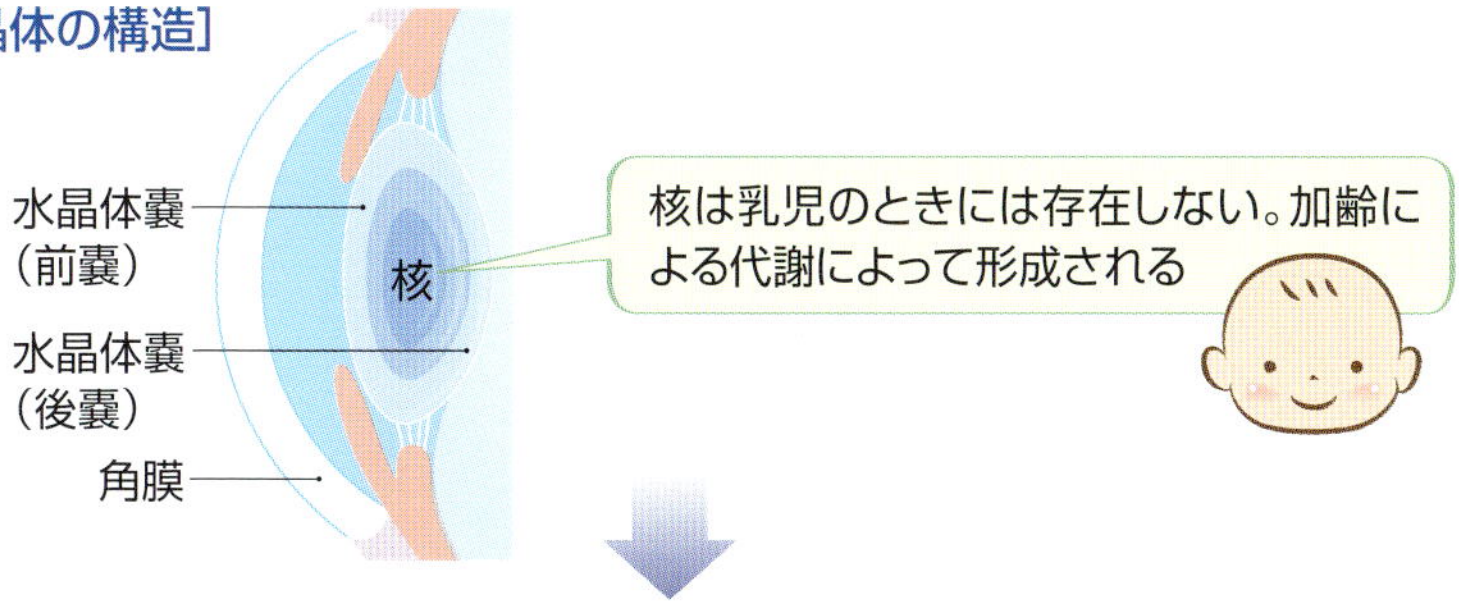

水晶体の代謝のしくみ

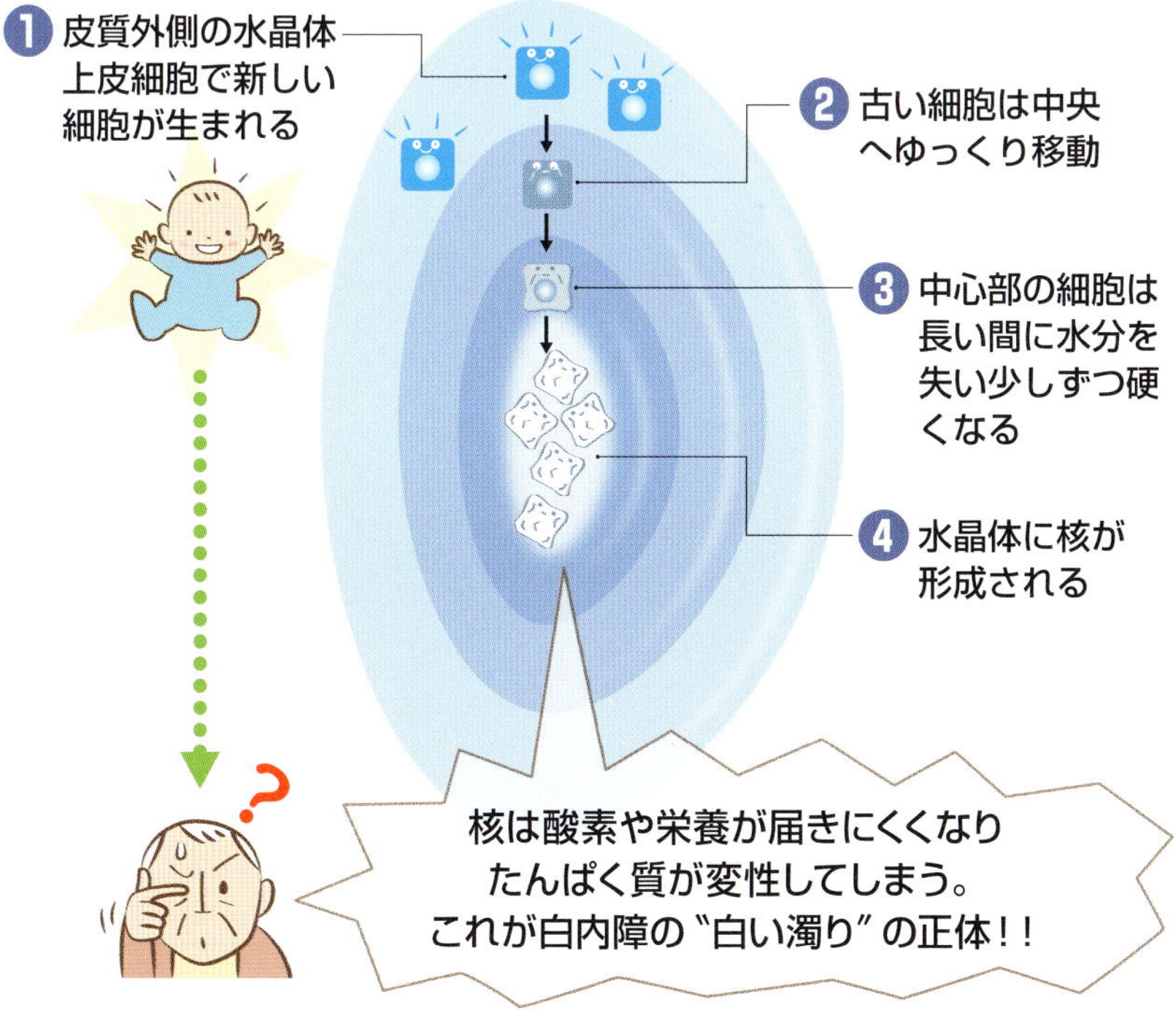

加齢以外の原因で起こる白内障

白内障の多くは、加齢による水晶体の老化から起こる「加齢性白内障」です。しかし、老化以外にも白内障になる原因はあります。

「先天性白内障」は、生まれつき発症する白内障です。遺伝的な原因や、妊娠中に母親が風疹にかかったことで発症します。

目に強い衝撃を受けて発症するのが、「外傷性白内障」です。

原因で多いのがスポーツです。バドミントンのシャトルや卓球のボールのように眼窩《がんか》に入りやすいサイズのものが当たったり、ボクシングなどで強い打撲を受けることによるものです。事故で激しくぶつけたり、目のケガも原因となります。

衝撃を受けた直後だけでなく、数年～10年たってから発症することもあります。

「併発白内障」は、ほかの病気に伴って発症する白内障です。

「ぶどう膜炎」「網膜色素変性症」「網膜剥離」「眼内炎」などの目の病気から引き起こされます。ほかに、「アトピー性皮膚炎」「糖尿病」など全身の病気から発症するケースもあります。「糖尿病白内障」「アトピー性白内障」と呼ばれます。

「放射線性白内障」は、放射線の影響で発症する白内障です。

レントゲン検査などで過剰に放射線を受けたことなどが原因となります。放射線を浴びた数年後から、白濁が見られるようになります。

「薬物性白内障」は、薬の副作用で起きる白内障です。特に多いのが、リウマチや膠原病《こうげんびょう》、アトピー性皮膚炎などの治療のため、長期間多量のステロイド剤を投与されたことで起きるものです。「ステロイド白内障」と呼ばれています。

白内障は、原因や濁る部位によって進行もさまざまです。次項で、詳しく説明しましょう。

白内障—老化以外の原因は？

老化以外で起きる白内障には以下のようなタイプがある

1 先天性白内障

遺伝や妊娠中の母親が風疹にかかるなど

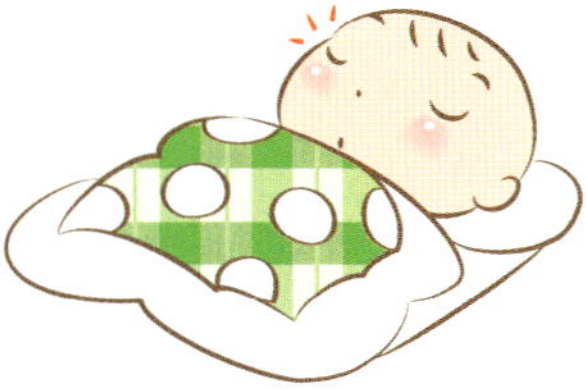

2 薬物性白内障（ステロイド白内障）

リウマチや膠原病、アトピー性皮膚炎などでの、ステロイド剤による副作用など

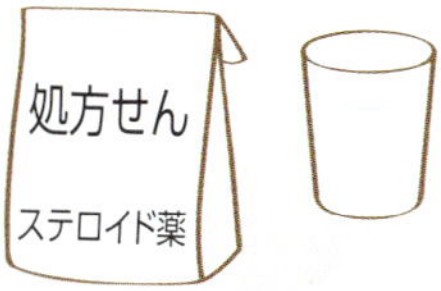

3 併発白内障

ぶどう膜炎、網膜色素変性症、網膜剥離、眼内炎、アトピー性皮膚炎、糖尿病など

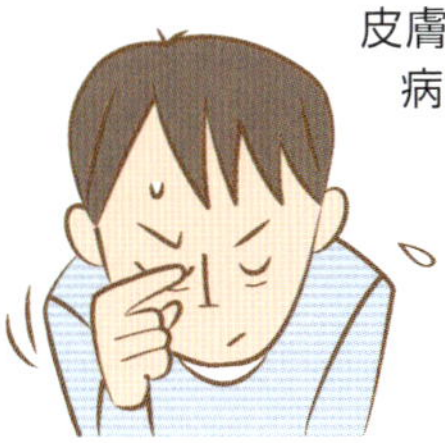

4 放射線性白内障

レントゲンの検査など過剰な放射線を受けたとき

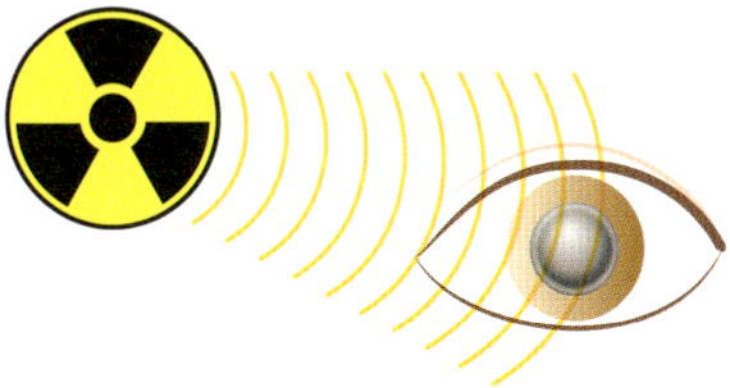

5 外傷性白内障

スポーツ、事故、目のケガなど

衝撃を受けて数年〜10年たってから発症することもある

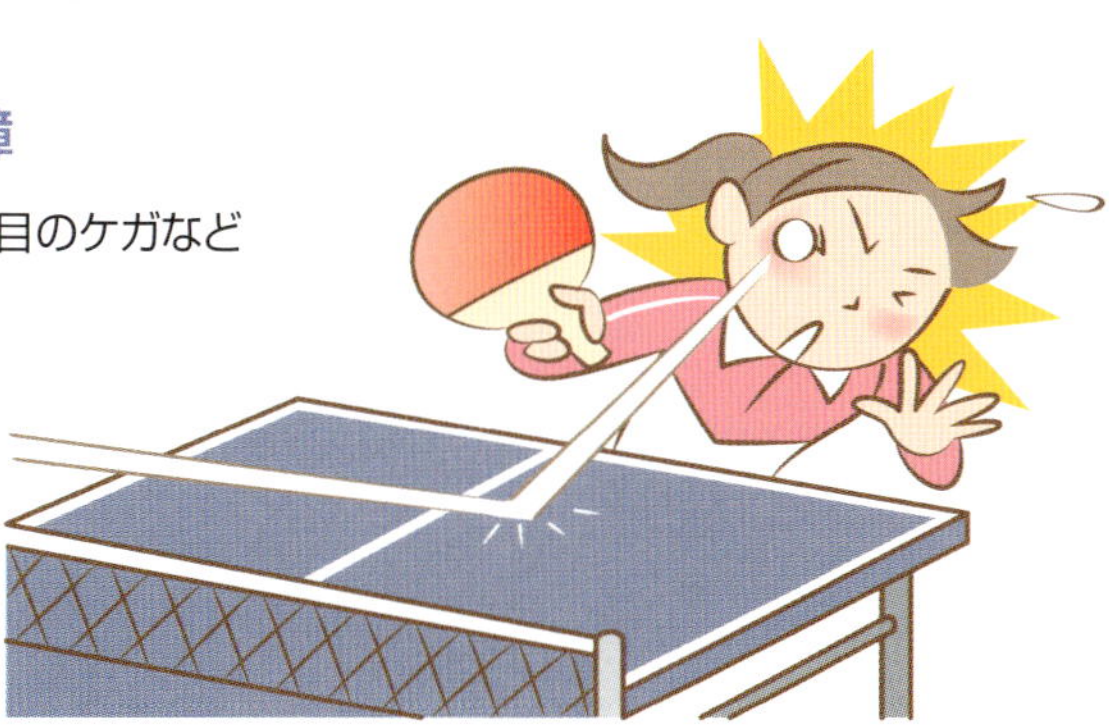

濁る部位や程度と、病気の進行

白内障にはさまざまなタイプがありますが、濁りが生じる部位によって「皮質白内障」「核白内障」「後嚢下白内障《こうのうか》」の3つに分けられます。

皮質白内障は、水晶体の皮質部分の外側から、くさび状に濁りが生じます。初期はほとんど自覚できず、進行も緩やかです。濁りが濃くなると、光が散乱してまぶしさを感じます。また、暗いところで物が見にくくなります。ある程度進行すると、物が二重に見えるようになります。

核白内障は、水晶体中央の核から濁ってくるものです。核が硬くなるために屈折率が変わり、一時的に近くがよく見えることがあります。ただ、進行すると、暗いところで物が見えにくくなります。

後嚢下白内障は、水晶体の硝子体と面している後嚢側の皮質から濁ってくるものです。糖尿病白内障やステロイド白内障で多く、進行が早いことが特徴です。視力が急激に落ちたり、物が二重に見えるようになります。

これらの3つのタイプのなかでは、皮質白内障が最も多く見られます。なかには複数のタイプが混合してあらわれることもあります。

症状の進行からは、「初発白内障」「未熟白内障」「成熟白内障」「過熟白内障」の4段階に分けられます。

初発白内障は濁りが出始めている段階で、まだ自覚症状はありません。未熟白内障になると、目が霞むなど、自覚症状が出てきます。

水晶体全体が濁り、外から見て瞳孔が白く見えると、成熟白内障と呼ばれます。視力が0・1以下になり、識別できるのは明暗程度です。皮質白内障、核白内障、後嚢下白内障は進行すると、すべて成熟白内障になります。

末期になると、水晶体皮質が溶け、中に核が浮遊している過熟白内障になります。緑内障やぶどう膜炎などの合併症につながる、危ない状態です。

白内障の3つのタイプ

1 皮質白内障

水晶体の皮質部分の外側から、くさび状に濁りが生じる

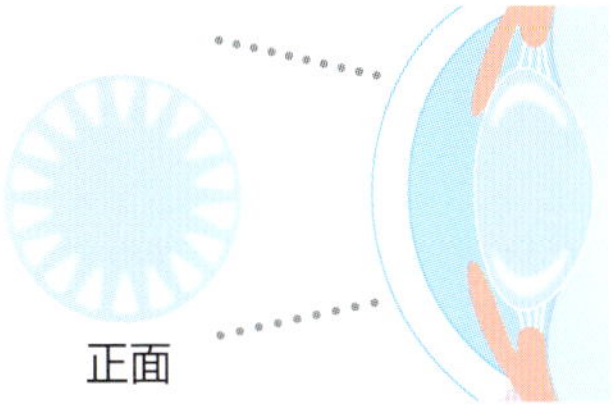

症状

まぶしい、暗いところで物が見にくい、物が二重に見える

2 核白内障

水晶体中央の核から濁ってくる

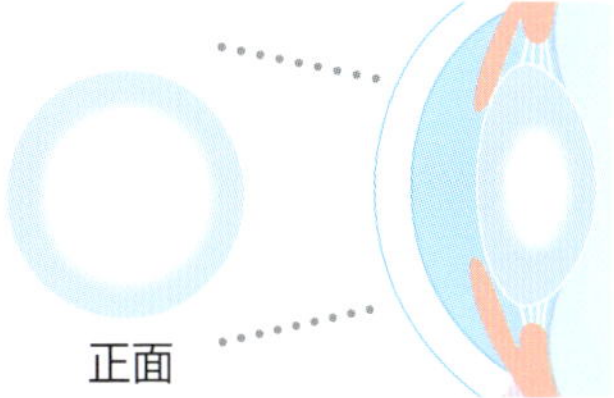

症状

一時的に近くがよく見えることも。暗いところで物が見えにくくなる

3 後嚢下白内障

水晶体の硝子体と面している後嚢側の皮質から濁ってくる。糖尿病白内障やステロイド白内障に多い

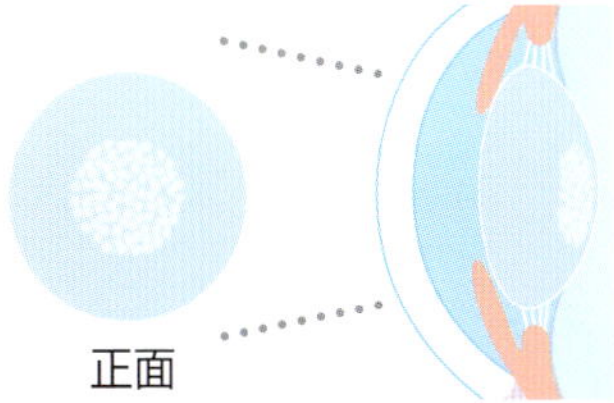

症状

進行が早い。視力が急激に低下する、物が二重に見える

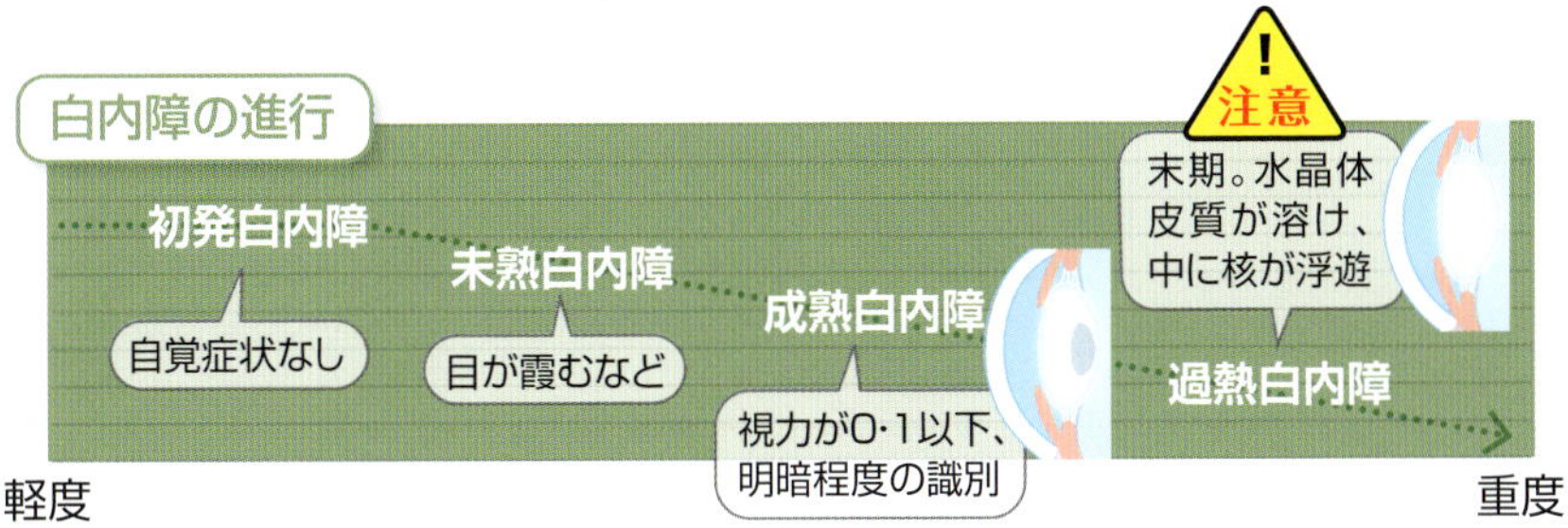

白内障の治療

初期には薬で症状の進行具合を見ることも

見え方に何らかの違和感があり、白内障の疑いがあるときは、まず眼科を受診します。

白内障の診断は、水晶体の透明度を検査することで、比較的簡単に行えます。ほとんどの場合、細隙灯顕微鏡検査（44頁参照）や眼圧検査（46頁参照）、眼底検査（46頁参照）を行い、緑内障や網膜剥離*などほかの病気を併発していないかを調べます。その上で、白内障の進行度に合わせて治療をスタートします。

まだ初期段階で、生活に支障がない場合は、定期的に検査を受けるのみで、経過観察になることもあります。

自覚症状が出ても軽度の場合は、まず点眼薬と内服薬などを使って、目の症状の進行具合の様子を見てみます。

点眼薬には、白内障を引き起こすとされる物質キノイドの働きを抑える「ピレノキシン」と、アミノ酸の減少を抑える「グルタチオン」があります。

内服薬には、たんぱく質の不溶化を防ぐ「チオプロニン」があります。

ただ、これらの薬は、あくまでも症状の進行を抑えることを期待するものです。水晶体は一度濁ってしまうと、もとの状態に戻すことはできません。

少しずつ症状が進み視力が低下してきたら、手術により、濁った水晶体を人工のレンズに置き換えることを考えます。

どのタイミングで手術を受けるかは、患者さん一人ひとり異なります。次項で、そのポイントを説明しましょう。

用語解説　網膜剥離　網膜が脈絡膜からはがれてしまった状態。強い近視や外傷、糖尿病などで見られるが、進行すると視力障害や視野欠損につながる。

白内障治療のスタート

受診

初期は、自覚症状がほとんどない。見え方、濁りの程度などを確認する

日常生活…

不快な症状への対処

紫外線を避ける、まぶしいならサングラスをかける、など生活に工夫

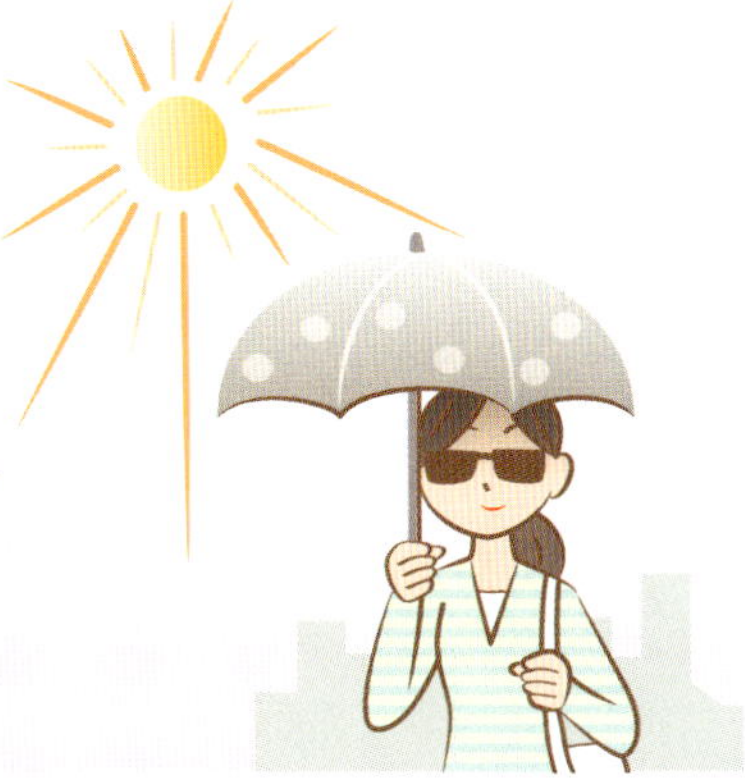

経過観察
定期検診

症状への対処

薬物療法… 薬で進行の様子を見る

［点眼液］
- ピレノキシン
- グルタチオン

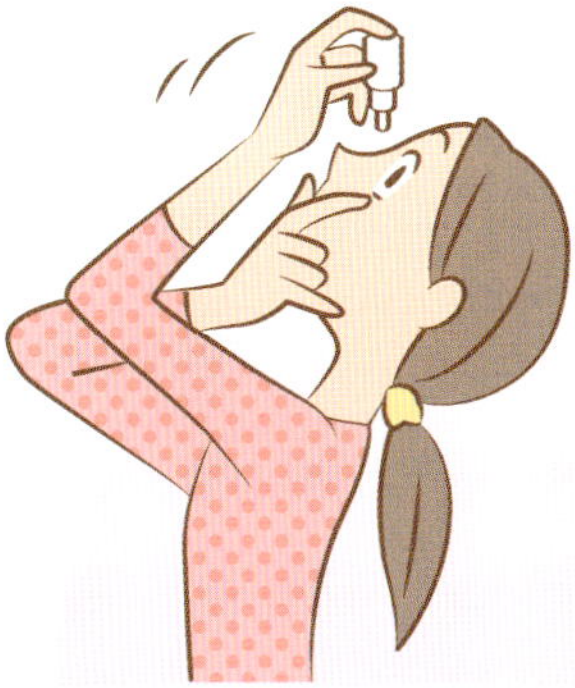

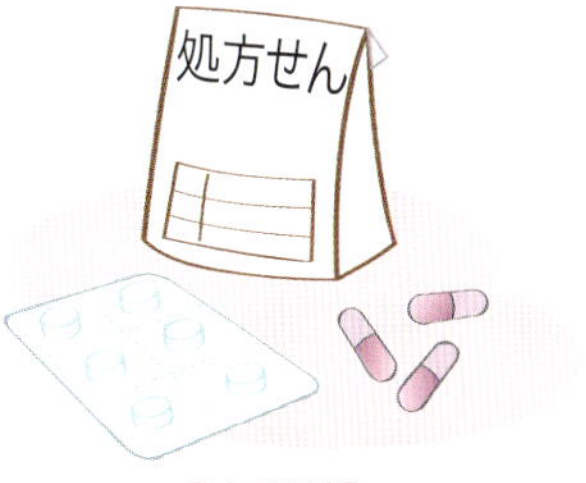

［内服薬］
- チオプロニン

経過観察
定期検診

進行具合により手術の選択

生活に支障をきたすようであれば、主治医に相談する

白内障になると、濁った水晶体を透明に戻したり、進行を完全に止める方法はありません。薬で進行を抑えても、少しずつ見え方が悪くなっていきます。

生活のなかで不便だと感じることが増えたら、手術療法を検討します。

白内障の手術療法は、濁ってしまった水晶体を摘出し、代わりに人工レンズを挿入するものです。

手術は比較的簡単で、視界もクリアになります。ただし、人工レンズは水晶体のように調節がきかず、ピントの合う距離が固定されます。このため、状態によってはかえって見づらく感じる人もいます。

手術のタイミングの目安（視力）は、車の運転をする人で0・7、しない人では0・5くらいとされています。ただ、あくまでも生活に支障をきたすかどうか、ということが基準になるので、最適なタイミングは人によって異なります。

早めに手術を薦められるのは、皮質白内障（56頁参照）や後嚢下白内障（56頁参照）で、視力の落ちるスピードが速い人、ほかの病気へのリスクが高くなる人などです。屋外での仕事が多い人は、逆光のなかで物を見たり、遠距離を見なければならず、見え方にストレスを感じやすいので、比較的早めに手術を選択します。

逆に、様子を見てから手術した方がよいのは、屋内での仕事が多いなど、生活の中であまり不便さを感じていない人です。

また、糖尿病や心疾患、悪性腫瘍など、持病がある人は、その治療を優先させます。

ただ、白内障が過度に進行すると、水晶体が硬くなり過ぎて、手術で取り出すのが困難になります。急性緑内障などのリスクも高くなるので、あまり頑なに手術を避けるのはよくありません。

次項では、白内障の手術について説明します。

白内障の手術を選択する目安

生活に支障をきたすようになったら、手術療法を検討する。最適なタイミングの目安は人によって異なる

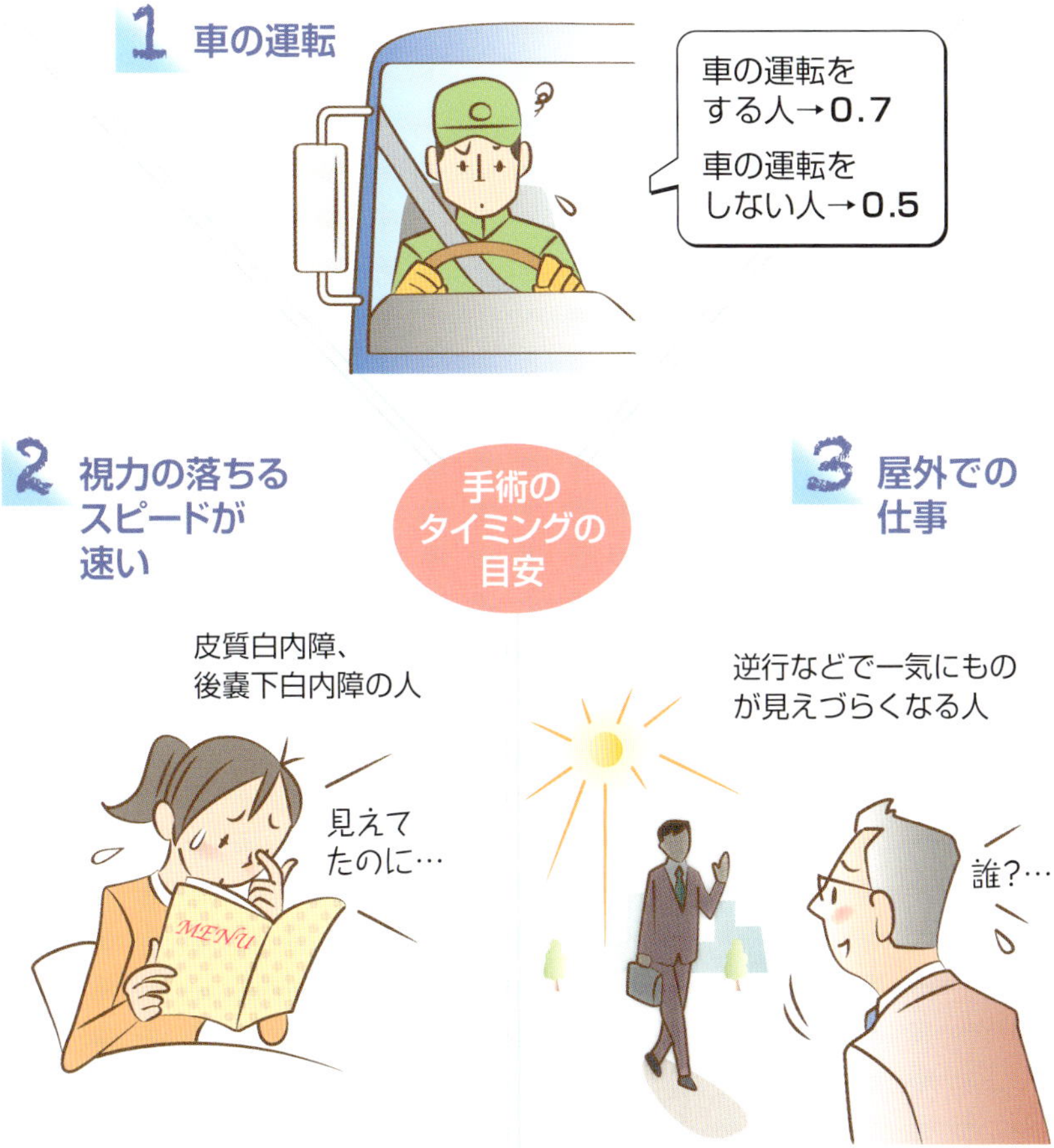
1 車の運転
車の運転をする人→0.7
車の運転をしない人→0.5
手術のタイミングの目安
2 視力の落ちるスピードが速い
皮質白内障、後嚢下白内障の人
見えてたのに…
MENU
3 屋外での仕事
逆行などで一気にものが見えづらくなる人
誰?…

！注意 糖尿病や心疾患、悪性腫瘍などの持病のある人は？

その治療を優先させる。ただし過度な白内障の進行を避けるためにも、主治医とよく相談することが大切

白内障の手術

白内障の手術は、濁ってしまったレンズ＝水晶体をきれいなレンズに置き換えるものです。

水晶体は、水晶体嚢という全体を包む透明の膜の中に皮質と硬い核が入っています。水晶体のケースともいえる嚢は残して、中身の皮質と核を取り除き、そこに人工の眼内レンズを入れます。

治療は水晶体の状態により、手術の種類が変わります。

現在、最も多く行われているのが、「超音波乳化吸引術」です。

これは、嚢に小さな穴を開け、中の皮質と核を超音波で砕いて細かくすることで乳化し、吸い出すものです。

手術に必要な眼球の切開は小さくて済むため縫い合わせる必要がなく、角膜のゆがみも避けられ、身体への負担が軽いのが特徴です。

ただし、水晶体の核が硬くなって超音波では砕けない場合や、水晶体の周囲組織の状態によって、超音波乳化吸引術を適用しないことがあります。

手術の手順は、目に局所麻酔をしたうえで、角膜と強膜の境目に約３㎜の切り込みを入れ、そこから針を入れてさらに直径５〜６㎜の大きさで前嚢を切ります。

次に器具を差し込み、超音波を当てて核を細かく砕いて乳化し、皮質とともに吸い出します。

そして、残してあった嚢のなかに眼内レンズを挿入し、中で広げて終わりです。

眼内レンズは柔らかい素材でできており、使用前は折りたたまれているので、小さな穴からでも挿入に支障はありません。眼内で広がり、２本のループでレンズを支える作りになっています。

手術時間は15〜30分程度。身体への負担が軽く、日帰り手術が可能です。視界は次の日からクリアになります。

超音波乳化吸引術

濁ったレンズ＝水晶体をきれいなレンズに置き換える

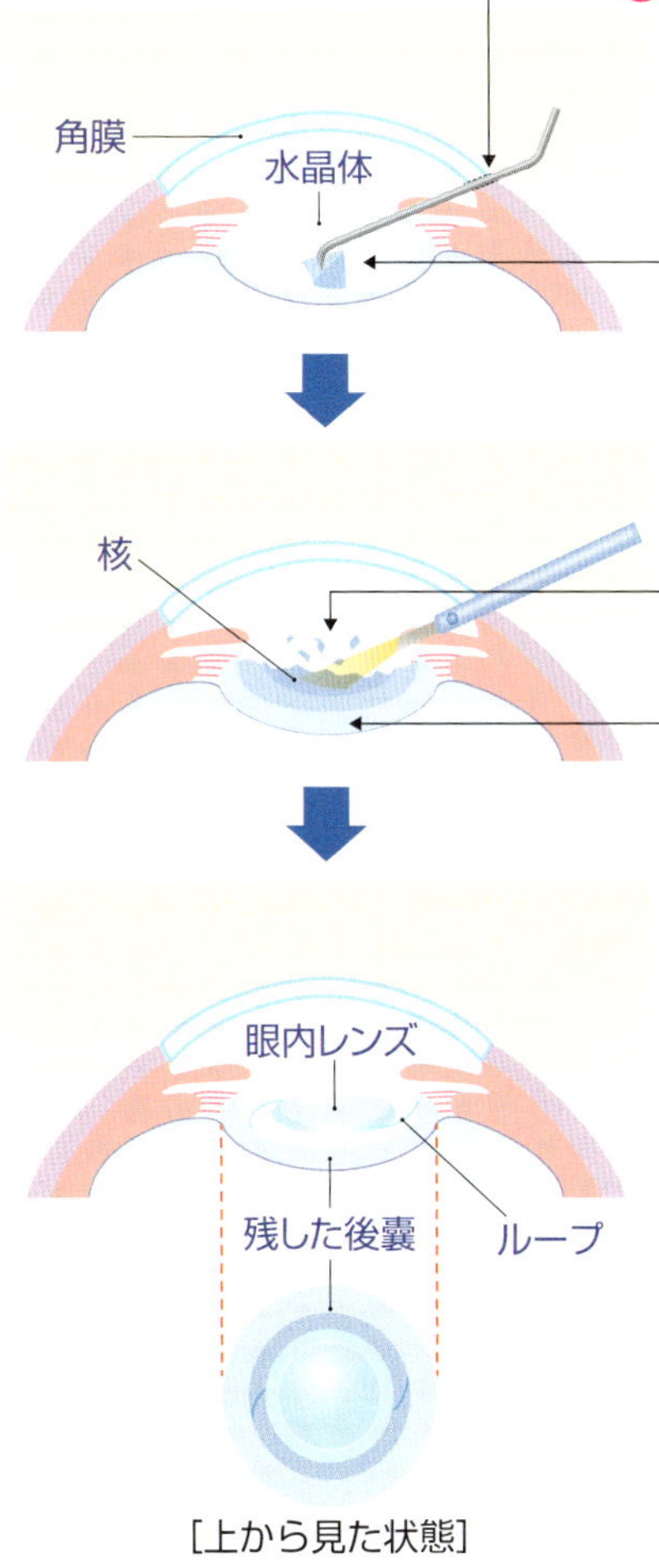

❶ 3㎜ほど角膜の縁に穴をあける

❷ 穴から器具を挿入して、水晶体前面の膜（前嚢）を切り取る

❸ 超音波で核を焼く

❹ 水晶体後面（後嚢）を残し、砕いた核と皮質を吸引する

❺ 袋状になった水晶体後面に眼内レンズを入れ、2本のループで固定する

○ 傷口が小さくて済む
角膜のゆがみが避けられる

× 水晶体の核が硬過ぎるとき、嚢や水晶体周囲の組織の状態によっては、選択できない

手術時間は15〜30分程度。日帰り手術が可能

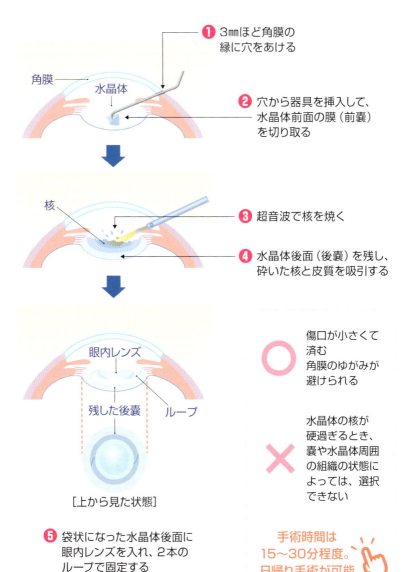

水晶体の状態によって行われる手術

水晶体の状態によっては、「嚢《のう》内摘出術」「嚢外摘出術」を選択することもあります。

白内障の発見が遅れるなどして白内障が進み過ぎている場合、核の硬化も進んでしまっています。すると、超音波で核を砕くことができなかったり、砕くのに時間がかかってしまい、超音波乳化吸引術が選択できないケースもあります。

嚢内摘出術は、核を砕くのではなく、核と皮質を嚢ごと取り出す方法です。角膜と強膜の境を約11㎜切り開いて、嚢を含んだ水晶体を取り出します。そこに眼内レンズを入れ、眼球壁に縫い付けて固定します。

手術時間は、30〜40分ほど。切開面が大きくなってしまうので回復に時間がかかり合併症のリスクが高くなることと、縫合の必要があるため角膜がゆがんで乱視になるケースが少なくないことが難点です。視力が戻るまでに、時間もかかります。

嚢外摘出術は、水晶体を嚢の前面部分である前嚢の一部とともに核と皮質を取り出す方法です。嚢内摘出術と同様に、角膜と強膜の境に約11㎜の切り込みを入れ、前嚢部分だけを切除して水晶体を取り出します。後嚢は袋状に残り、そのスペースにヒアルロン酸を入れて嚢の形を保持します。そこに眼内レンズを入れてループで固定します。

嚢外摘出術も目を切り開く面が大きくなるため、他の手術に比べて体への負担が重くなります。嚢内摘出術と同様に、角膜のゆがみから乱視になるリスクも高くなります。そのため、現在はほとんど選択されることがありませんが、核が固すぎて砕けなかったり、チン小帯*が弱すぎる、他の白内障手術でうまくいかない場合などに行います。

手術を受けるとき気になるのは、術後の見え方ですが、影響が大きいのが眼内レンズの種類です。次項で説明しましょう。

用語解説 チン小帯　毛様体と水晶体をつなぐ線維。虹彩の後ろにあり、水晶体を瞳の中央に宙づりに支える役割を果たしている。毛様小帯。

水晶体を取り出す手術法

嚢内摘出術

水晶体を嚢も含めすべて取り出し、レンズを眼球壁に縫い付ける

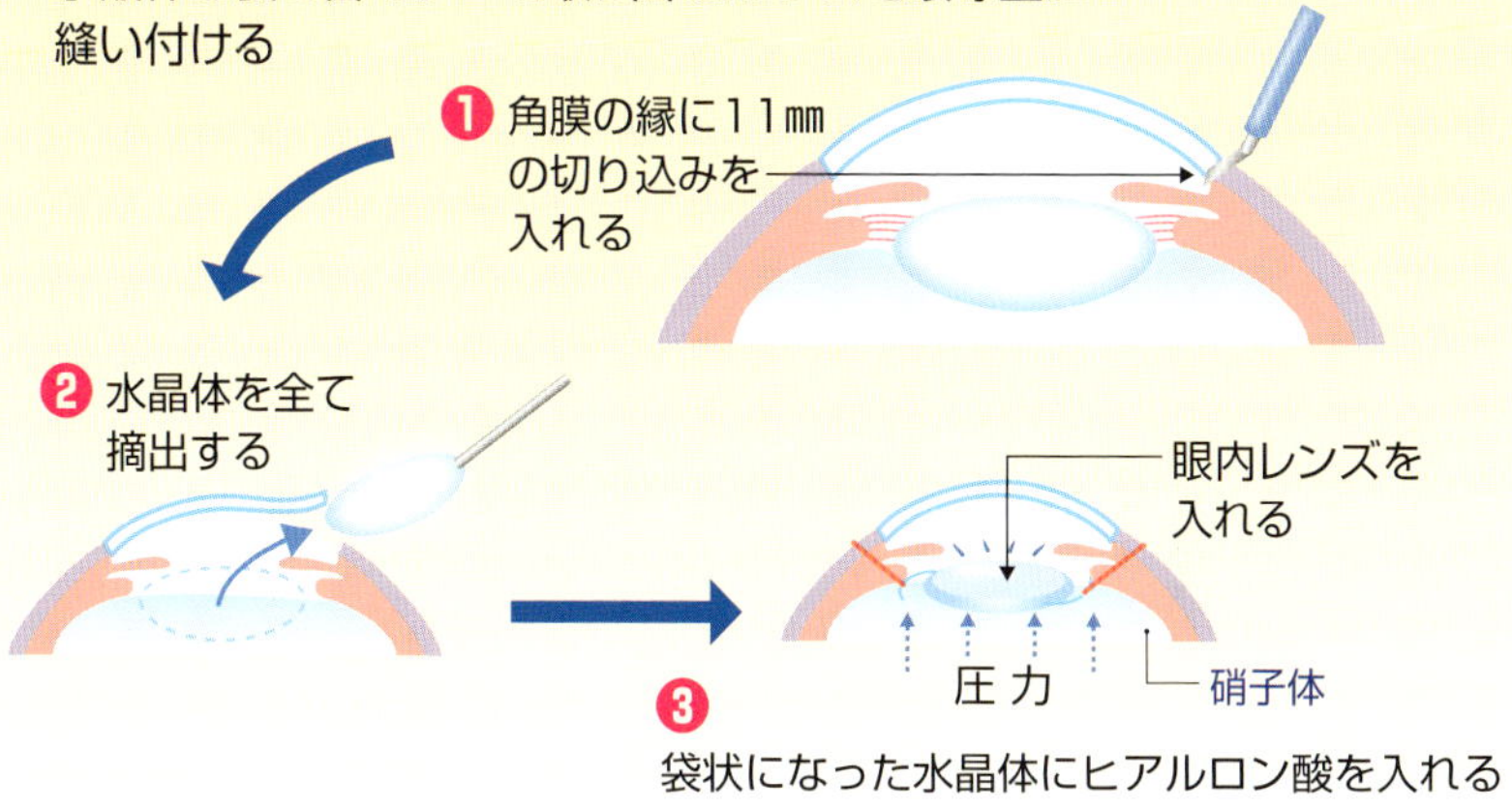

嚢外摘出術

水晶体の後嚢だけ残して、核と皮質を取り除き、眼内レンズを入れて縫合

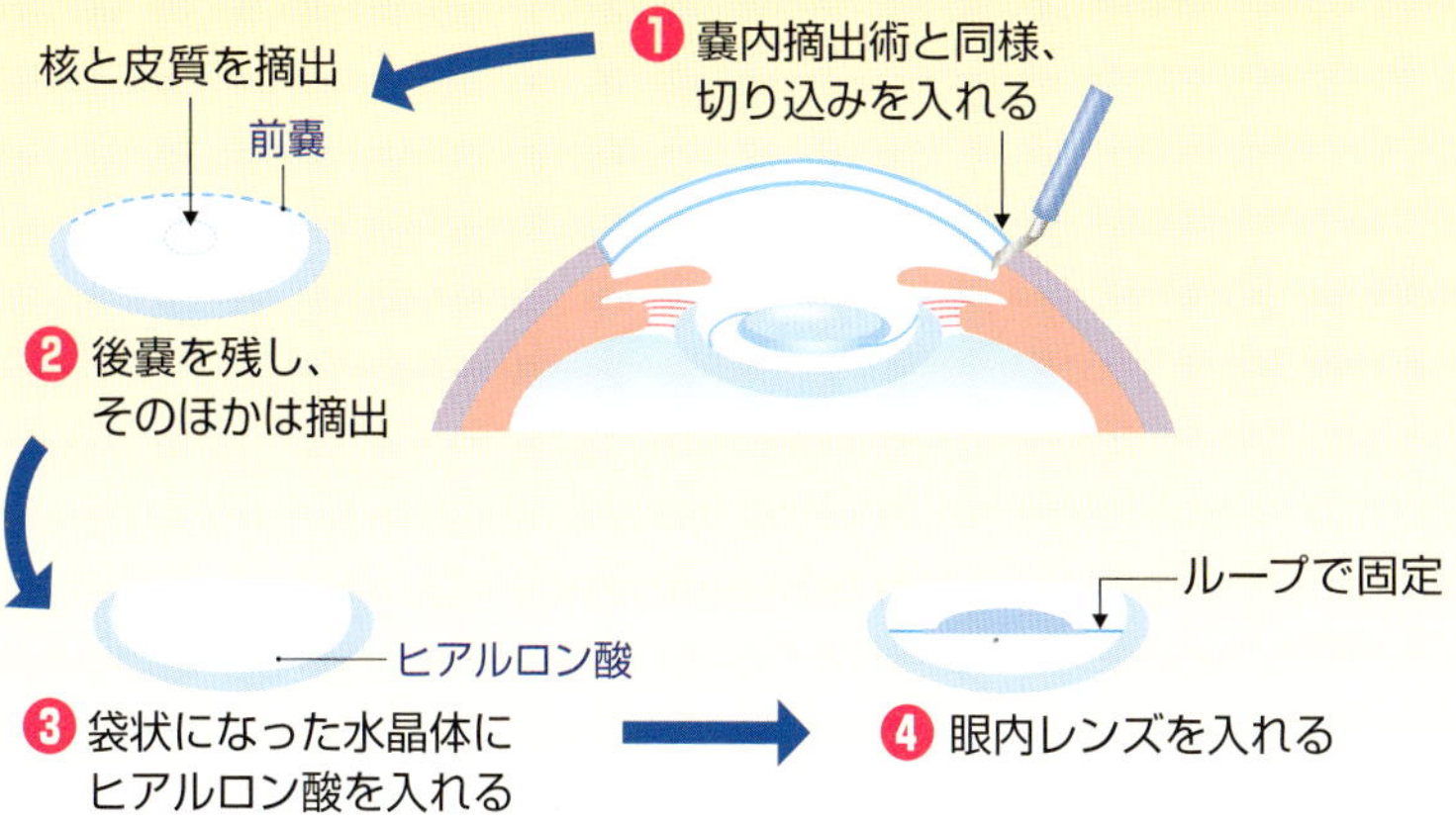

眼内レンズには、いくつかの種類がある

白内障の手術では、濁ってしまった水晶体の代わりに、眼内レンズを挿入します。

視界はクリアになりますが、人工の眼内レンズには、水晶体との大きな違いがあります。それは、ピントが1カ所に合ってしまうということです。

水晶体は、柔軟性があるため、見たい物の距離によって、毛様体が伸び縮みすることで厚みが変わり、ピントが調整されます。ところが、人工物である眼内レンズではその仕組みが働かないのです。

そこで、どの距離にピントを合わせるかが重要になってきます。

よく使われる眼内レンズは大きく3種類、「遠距離用」「近距離用」「中距離用」です。

遠距離用は、5ｍ以上の遠方がよく見えるように設計されています。外での作業が多い人などに適しています。本を読んだり、手元で作業するときには、眼鏡が必要になります。

近距離用は、30～50㎝程度の近距離がよく見えるレンズです。パソコンをよく使ったり、仕事がデスクワーク中心の人に適しています。遠距離を見る必要があるときは、やはり眼鏡で調整します。

中距離用は、1～3ｍにピントが合います。近くも遠くもぼやけるので、本を読むときは少し離す、車の運転では眼鏡を使う、などの工夫が必要です。

また、乱視を矯正する「トーリックレンズ」もあり、ピントは近距離、中距離、遠距離から選べます。

一度目に入れた眼内レンズは、基本的に一生使い続けます。自分の生活スタイルに合わせ、どのレンズにするか、慎重に選ぶ必要があります。

ここまで紹介してきた眼内レンズは、すべてピントが1カ所に合うもので、「単焦点眼内レンズ」と呼ばれます。

次項では、ピントの合う箇所が複数ある「多焦点眼内レンズ」を取り上げましょう。

ピントが１カ所に固定される―「単焦点眼内レンズ」

“ピントを合わせてくれる”水晶体と違い、単焦点眼内レンズの場合は常に“一定の距離”にピントが合った状態になる

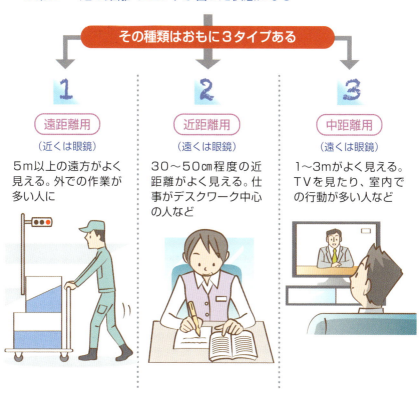

その種類はおもに３タイプある

1 遠距離用
（近くは眼鏡）
５m以上の遠方がよく見える。外での作業が多い人に

2 近距離用
（遠くは眼鏡）
30～50㎝程度の近距離がよく見える。仕事がデスクワーク中心の人など

3 中距離用
（遠くは眼鏡）
1～3mがよく見える。TVを見たり、室内での行動が多い人など

乱視の場合 → 〈トーリックレンズ〉
乱視を矯正。近距離、中距離、遠距離がある

どの眼内レンズでも、見る距離によって眼鏡などが必要。基本的に一生使い続けるので、自分の生活スタイルに合わせて慎重に選ぶことが大切

白内障の先進医療「多焦点眼内レンズ」

多焦点眼内レンズとは

見え方が良くなるとはいえ、せっかく手術をしても、眼鏡も必要なのは残念なことです。

そこで、1つのレンズでピントが複数の距離に合うよう工夫されたのが、「多焦点眼内レンズ」です。

多焦点眼内レンズは、「遠中」「遠近」など、2カ所にピントが合うよう設計されています。

水晶体という〝生きているレンズ〟のように、どこにでもピントが合うわけではないのですが、近くと遠くの両方が見やすくなります。ちょうど、遠近両用眼鏡のレンズを眼内に入れるイメージです。基本的に眼鏡なしで生活できるようになります。

ただ、多焦点眼内レンズにはデメリットもあり、すべての人に薦められるものではありません。

多焦点眼内レンズは、近くと遠くにピントが合いますが、その中間には見えづらい距離ができます。

ピントの合っている距離でも、単焦点レンズに比べると鮮明さに欠けるため、手元で細かい作業をする人などには向きません。

また、見え方が独特のため、人によっては慣れるまでに数カ月もの時間がかかったり、どうしてもなれずに再手術になるケースもあります。

ほかに暗いところで明かりがまぶしく感じる〝グレア現象〟や、灯りの周囲に光の輪が見える〝ハロー現象〟が出る人もいます。

緑内障や糖尿病網膜症などの持病があると、選択できないこともあります。

さらに、多焦点眼内レンズは、健康保険が適用されないため、費用面で注意が必要です。このことについては、次項で詳しく説明しましょう。

ピントが2カ所に合う ―「多焦点眼内レンズ」

多焦点眼内レンズの単焦点眼内レンズとの違いは?

◇ 単焦点眼内レンズの見え方 ◇

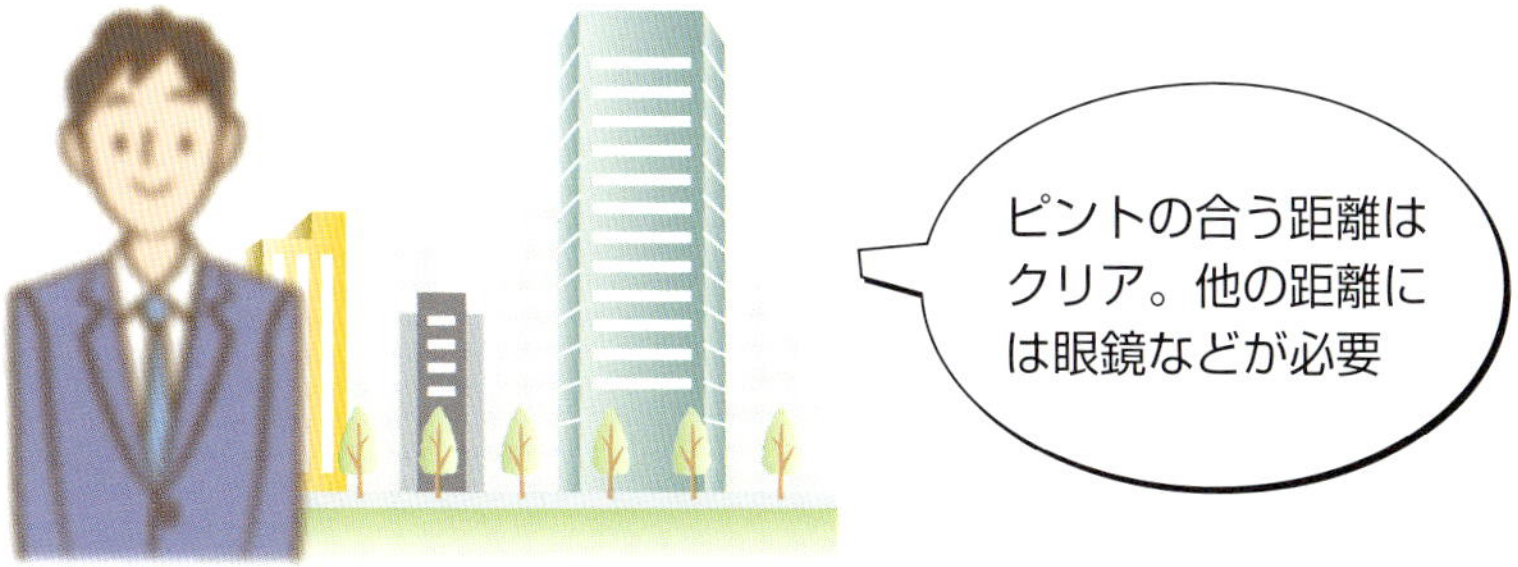
ピントの合う距離はクリア。他の距離には眼鏡などが必要

◇ 多焦点眼内レンズの見え方 ◇

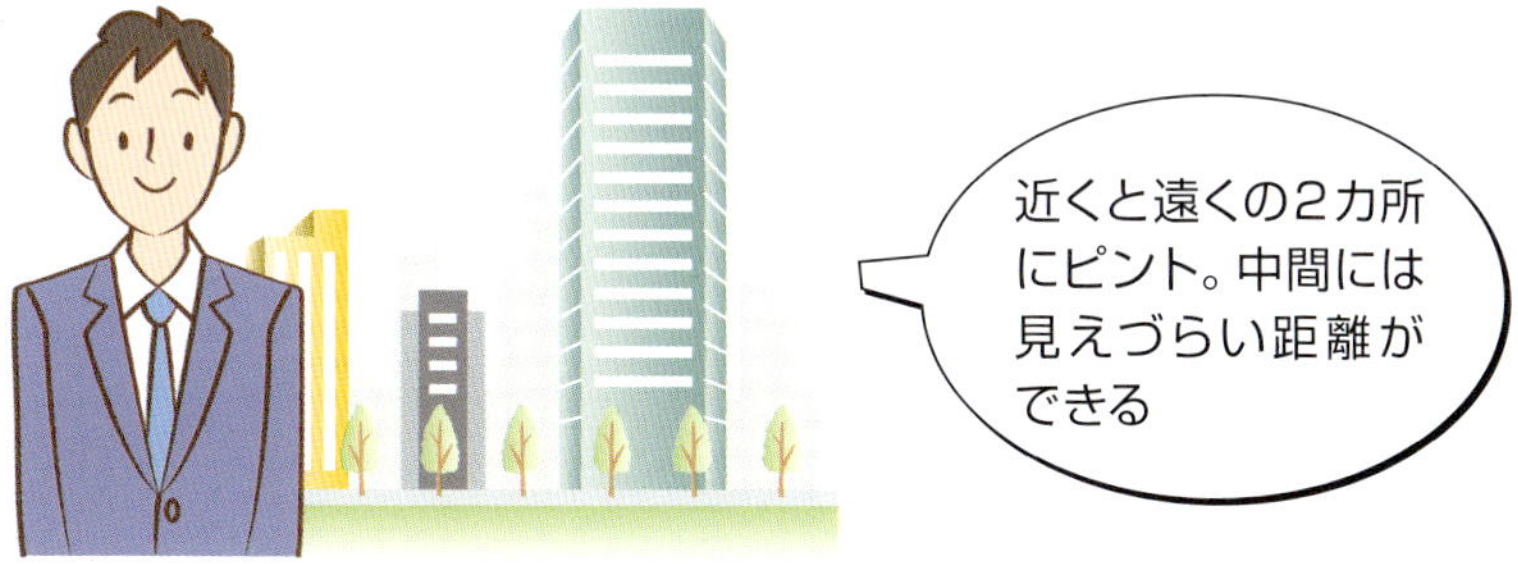
近くと遠くの2カ所にピント。中間には見えづらい距離ができる

ただし、以下のような現象が出る人もいる

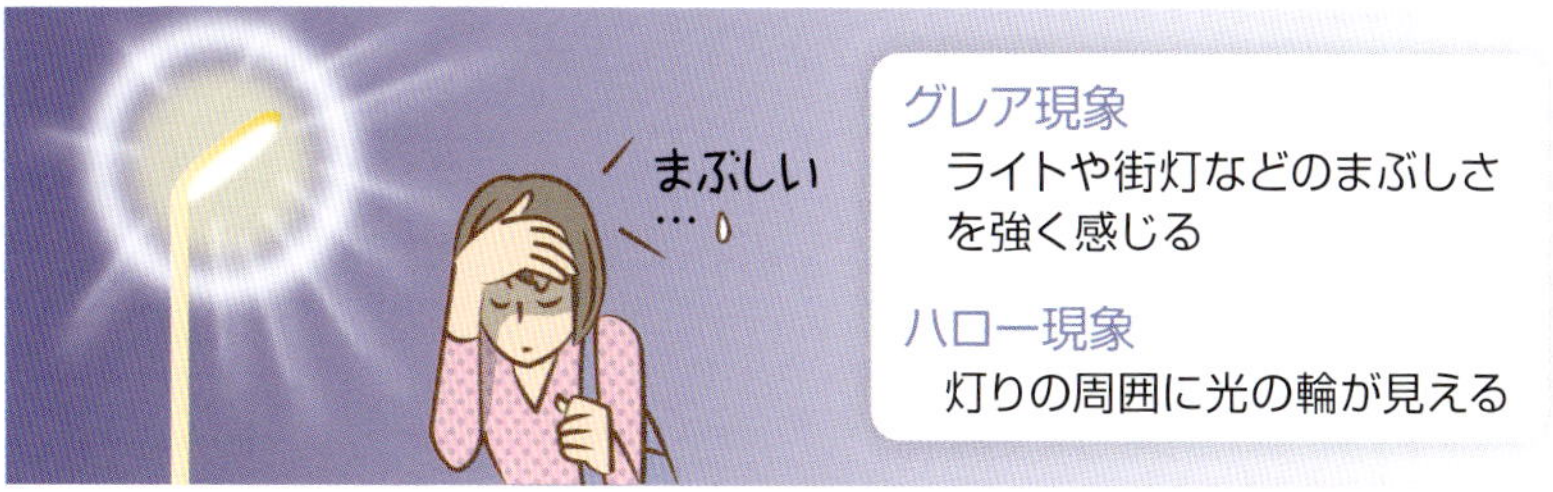
まぶしい…
グレア現象
ライトや街灯などのまぶしさを強く感じる
ハロー現象
灯りの周囲に光の輪が見える

保険が適用されない「自由診療」

多焦点眼内レンズは、健康保険や国民健康保険などを使う、保険診療が適用されません。

保険診療では、医療にかかる費用のうち患者さんは一部負担になります。ところが、保険が適用されない〝自由診療〟では、全額を負担しなければなりません。

保険診療と自由診療は併用が認められていないため、この場合「全額」とは、手術費用だけでなく、手術前後の診察や検査、投薬、注射、入院料など、治療にかかるすべてが含まれます。そのため、保険診療に比べ、負担はかなり高額になってしまいます。

多焦点眼内レンズを希望していても、費用面からあきらめる患者さんがでかねません。

そこで、患者さんの負担を抑え、選択肢を広げるために作られたのが「先進医療制度」です。

まだ保険が適用されていない最新の医療技術を、希望する人が受けられるように、最新の医療技術のうち、治療効果や安全性が確かめられているものについて、国の認定する医療機関で保険診療と自由診療を併用することを認めているのです。

多焦点眼内レンズの場合、全額負担になるのは眼内レンズの代金と手術費用。他の、手術前後の診察や検査、投薬、入院などについては、保険が適用されます。保険適用の手術に比べれば費用は高いのですが、負担はある程度抑えられます。

また、多焦点眼内レンズの先進医療の認定医療機関は、平成30年3月時点までで全国に660件を超え、年々増えています。また、最寄りの認定医療機関は、厚生労働省のホームページで確認できます。

なお、先進医療は、保険適用のために医療技術を評価する仕組みでもあります。現在、先進医療の医療技術でも、のちに保険適用が認められる可能性があります。

多焦点眼内レンズの治療にかかる費用

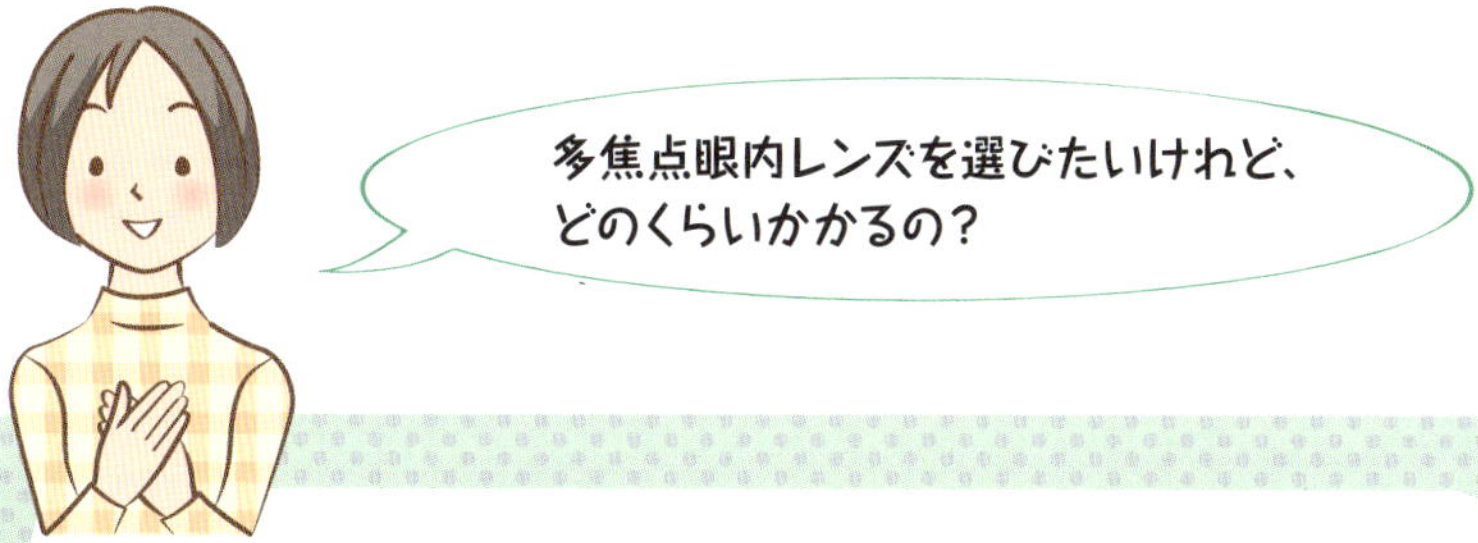
多焦点眼内レンズを選びたいけれど、
どのくらいかかるの？

片眼治療にかかったすべての医療費が60万円だった場合

先進医療制度では、国の認定する医療機関（※）で、特定の医療技術について保険診療と自由診療の併用が可能

- 先進医療分　50万円（レンズ代金、手術費）
  ➡ 患者が全額負担（50万円）
- 保険適用分　10万円（手術前後の診察や検査、投薬、注射、入院料など）
  ➡ 患者が3割負担（3万円）、保険給付が7割（7万円）

⬇

患者が支払う費用　合計　530,000円

※最寄りの認定医療機関は、厚生労働省のHPで探せます

http://www.mhlw.go.jp/topics/bukyoku/isei/sensiniryo/kikan02.html

術後に気をつけたいこと

術後の見え方と注意点

白内障の手術は比較的短時間で済み、術後30分ほどで歩き回れるほどに回復します。

ただ、目のかすみやゴロゴロ感、涙が出やすいなど、多少の違和感があることもあります。

また、術後すぐにすっきり見えるようになるわけではありません。まぶしさを感じたり、黒い点が飛んで見える、視界が青みがかって見える、などは珍しいことではありません。

実は、これらの違和感は、変質した水晶体を通しての見え方と、クリアな眼内レンズの見え方のギャップにより生まれているものです。

例えば、術後にまぶしさを強く感じるのは、手術前は水晶体の濁りのためにカットされていた光が、クリアなレンズを通して網膜まで届くようになるためです。時間とともに慣れますが、まぶし過ぎる間は、サングラスなどを使用するとよいでしょう。

黒い点は、ほとんどが飛蚊症《ひぶんしょう》*で問題ないものです。それまで水晶体が濁っていたために〝見え〟なかった硝子体の混濁が見えるようになり、強く意識されてしまっているためです。

全体に青みがかって見えるのは、水晶体が黄白化していたために、黄色がかった視界に脳が慣れており、本来の色で見られるようになって青を強く感じてしまっていることが原因です。

これらは一時的に見え方が気になるもので、しばらくすると治ります。

また、眼内レンズのピントの位置に慣れないために、ぼやけて見えることもあります。このことについては、次項で詳しく説明しましょう。

用語解説

飛蚊症　黒い小虫や糸くずのようなものが視界に見える状態。多くは加齢による硝子体の劣化が原因だが、網膜剥離などの前兆としてあらわれることも。

白内障ー術後の見え方

**術後はすぐに"すっきり見える"というわけではない。
見え方には3つの特徴がある**

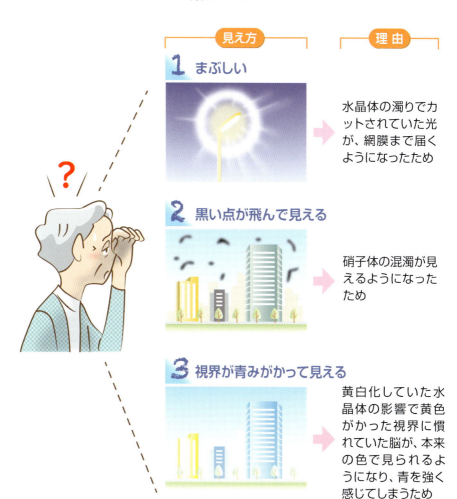

見え方	理由
1 まぶしい	
	水晶体の濁りでカットされていた光が、網膜まで届くようになったため
2 黒い点が飛んで見える	
	硝子体の混濁が見えるようになったため
3 視界が青みがかって見える	
	黄白化していた水晶体の影響で黄色がかった視界に慣れていた脳が、本来の色で見られるようになり、青を強く感じてしまうため

気になる見え方は、一時的なもの。ただし違和感が続く場合は、早めの受診を!!

眼鏡を作るタイミングと注意点

白内障の手術を受けた後は、多くの人が眼鏡を作ります。

人工の眼内レンズは、〝生きたレンズ〟である水晶体と違って、一定の距離にピントが合うものだからです。

単焦点レンズで遠距離にピントを合わせている人ならば、読書や手元での作業のために、近距離でピントを合わせている人ならば、車の運転などのために、視力を矯正するための眼鏡が必要です。

また、手術の前から眼鏡を使っていたという人も、眼内レンズを入れた後では度数など合わなくなり、新しく作り変える必要があります。

しかし、眼鏡を作るタイミングには注意が必要です。術後すぐに作ってしまうのはお勧めできません。術後しばらくは眼内レンズのピントの位置に慣れず、ぼやけて見えることが多いのです。

1〜2カ月もすると、安定して見えるようになりますが、その後少し変化が出ることもあります。眼鏡を作るのは、1カ月以上たって視力が十分安定してからがよいでしょう。

ただし、仕事や生活でどうしても不便があるのなら、早めに仮の眼鏡を作ってもよいでしょう。この場合、3カ月ほどたったら、必ず視力を確認します。合っていない眼鏡を使い続けると、眼精疲労を招くなど、知らず知らずのうちに、目に負担となってしまうからです。

眼科で検査のうえ、仮で作った眼鏡を使い続けられるのか、それとも新たに眼鏡を作り直した方がよいのか、しっかりと判断しましょう。

手術から回復しても、目への負担はなるべく避ける必要があります。

次項では、術後の日常生活での注意を取り上げましょう。

術後、眼鏡を作るタイミングは？

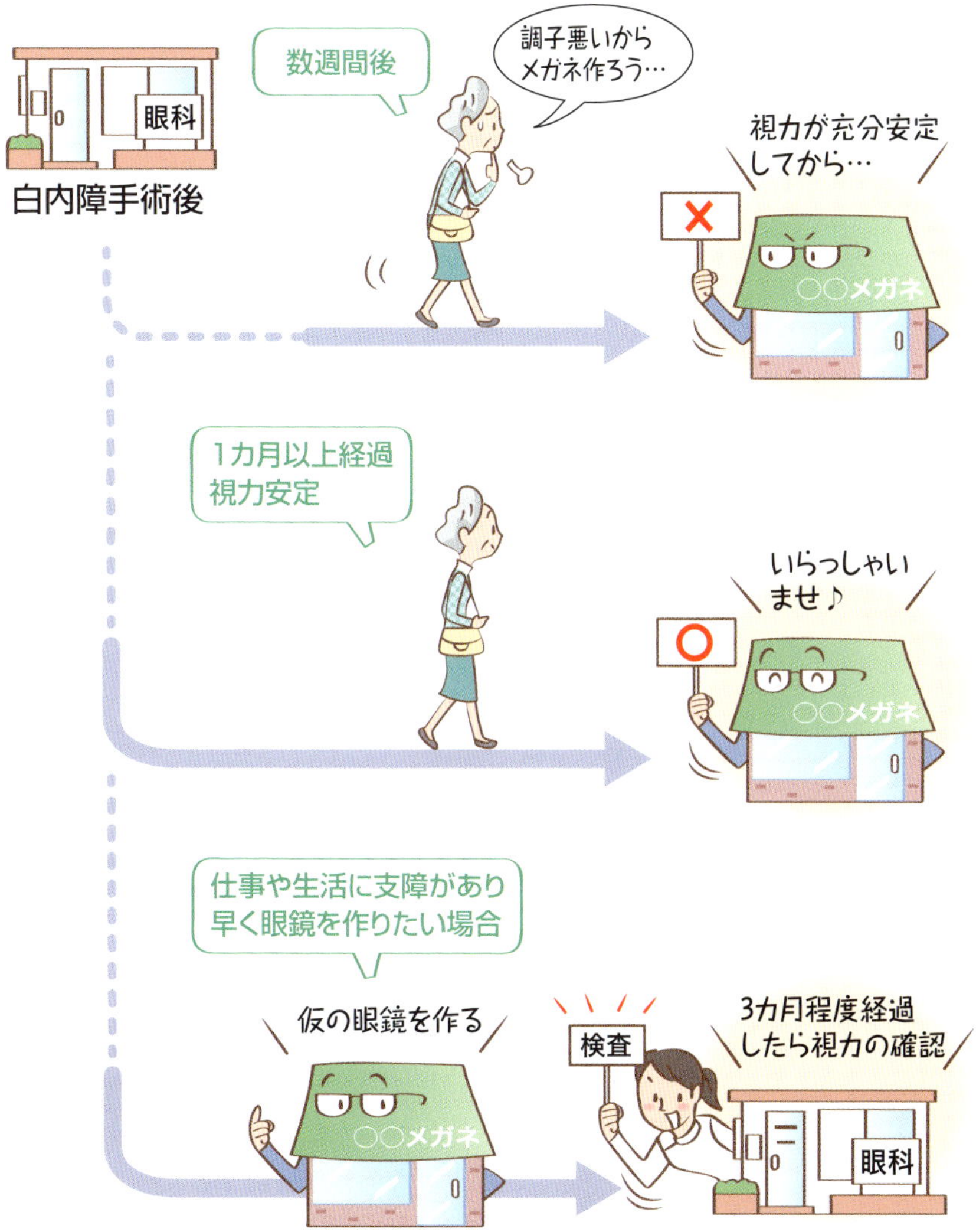

作った眼鏡が使い続けられるかは、眼科で
検査のうえ判断することが大切

日常生活で気をつけること

白内障の手術は、手術時間も短く、比較的簡単な手術だとされています。しかし、身体への負担がないわけではなく、術後には普段の生活とは違った気遣いが必要です。

術後には、抗生剤*などの点眼薬の処方があることが多いですが使用時の指示を必ず守りましょう。保護眼鏡をかける指示を受けた場合も同様です。

目と目の周辺を清潔に保ち、強い衝撃を与えないようにします。特に、術後1〜2日は、目にほこりが入らないよう注意し、手指もつねに清潔にしておくようにしましょう。

感染症を防ぐため、洗顔、洗髪を1週間はしないようにします。首から下の身体は洗えます。シャワーを浴びて、湯船に浸かるのは控えます。

なお、シャワーはしぶきが顔に当たらないよう、ホルダーに固定するのではなく、手に持って浴びましょう。

顔の汚れは、硬く絞ったタオルで拭う程度にします。1週間程度で洗顔の許可が出ますが、その際も眼球に力を加えないように、注意します。

化粧も1週間は控えましょう。ただし、アイメイクは、1カ月程度はしないようにします。

また、毛染めやパーマなどは、薬品による刺激が強いので、1カ月は避けます。

男性のひげそりは、手術の翌日から行えます。

食事については、特に制限はありません。ただ、アルコールは炎症を悪化させる恐れがあるため、術後1週間はやめます。

また、タバコも煙が目への刺激となるので、1週間は控えます。自分では吸わない人も、ほかの人が吸っている煙の刺激を避けるため、同室にならないなどの注意が必要です。

次項では、仕事や運動、車の運転などをする際の注意点を説明します。

用語解説　抗生剤　カビなどの微生物によってつくられた、ほかの微生物の発育を妨げる化学物質を使った薬。細菌を殺す効果から、感染症の治療などに使われる。

術後の注意点　その1

術後は医師の指示にくわえ、日常生活での〝気遣い〟が必要となる。その目的は「目は清潔に保ち、強い衝撃を与えない」こと

医師からの指示

点眼薬の処方、保護眼鏡などの使用

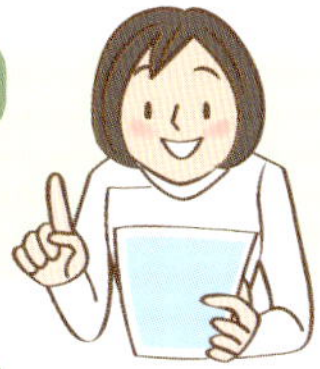

日常生活の注意点

目を清潔に保つ

とくに術後1～2日は目にほこりが入らないように手指を常に清潔にする

入 浴

洗顔、洗髪は1週間は×。首から下はOK。シャワーのみにして湯船に浸かるのは控える

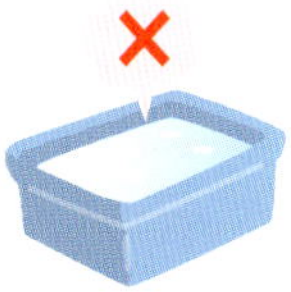

顔の汚れ

硬く絞ったタオルで拭く

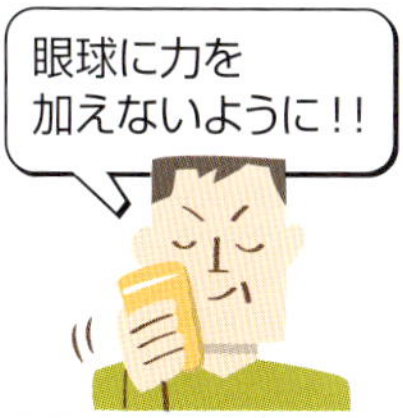

化 粧

1週間は控える。とくにアイメイクは1カ月程度はしない

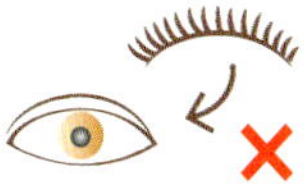

毛染め・パーマ

1カ月は避ける

ひげそり

翌日から行える

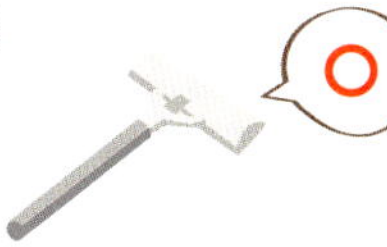

食事・お酒

食事はとくに制限なし。お酒は炎症を悪化させる恐れがある。1週間は飲まないことが望ましい

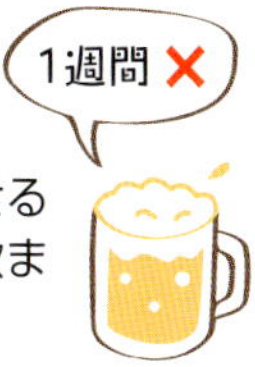

タバコ

1週間は吸わない。ほかの喫煙者の煙にも注意する

※これを機に禁煙することが望ましい

仕事、運動、旅行、運転はいつからできる？

白内障の手術の後、どの程度生活に制限があるのでしょうか。

仕事は、室内でのデスクワーク程度なら、翌日から問題ありません。ただし、目が疲れやすくなっているので、普段よりも休憩を入れることを意識しましょう。残業など無理をしてはいけません。

屋外での作業や、重いものを運ぶような肉体労働は、医師に相談しましょう。通常1カ月程度は、控えた方が無難とされています。

家事は、軽いものならば翌日から行えます。重いものを運んだり、ほこりが立つ大掃除などは避けましょう。

運動は、軽い散歩程度なら翌日から可能になります。汗をかくような運動は、1週間程度たってからの方がよいでしょう。汗が目に入らないように、注意します。

ゴルフなどは、1カ月後からにします。

また、水泳もプールの水が目に入る可能性があるので、1カ月は止めておくのが良いでしょう。それより前では、ゴーグルを必ず使うようにしましょう。

旅行は、近くであれば1週間程度から可能になります。ただし、海外旅行など遠くへ出かけるのは、1カ月は止めた方がよいでしょう。何か目に異変があったら、すみやかに病院に行けるようにします。

なお、旅行先で温泉や大浴場を利用するのは、1カ月程度は避けます。

車の運転は、目の見え方が安定してからにします。通常、術後1週間程度になりますが、あくまでも個人差があるので、医師と相談しましょう。

白内障の手術は比較的身体への負担が軽いとはいえ、術後の目は普段に比べ刺激や感染に弱い状態だということを忘れてはなりません。

次項は、術後の合併症について説明します。

術後の注意点　その2

仕事や運動、家事などの生活活動を控える期間

仕事

デスクワークなら、翌日からでも可

屋外での作業や、肉体労働は、1カ月程度

家事

翌日から

重いものを運んだり、ほこりが立つ大掃除などは避ける

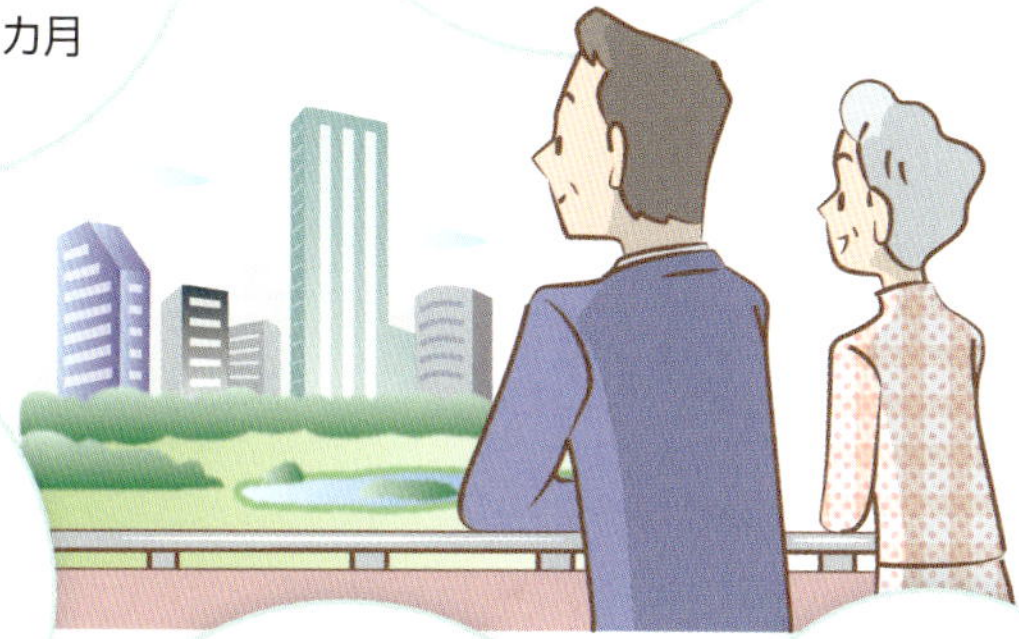

運動

軽い散歩は翌日から

汗をかく運動は1週間程度
水泳・ゴルフは1カ月程度

旅行

近くは1週間程度
海外旅行は1カ月程度

温泉・大浴場：1カ月程度

運転

1週間程度

あくまでも目安。目の状態は個人差があるので主治医と相談しながら、もとの生活への復帰をめざすことが大切

術後の合併症にも注意が必要

白内障の術後、最も怖いのは細菌感染です。

手術では、目を切り、眼内レンズという人体にとっての異物を入れるため、目がゴロゴロしたり、充血しやすくなるなど、ある程度の違和感があるのは自然なことです。しばらくの間は、目がぼやけて感じたり、光などの刺激にも弱くなります。

しかし、まれに傷口から細菌に感染し眼炎を起こすことがあるので、異変がある場合は必ず医師に伝えるようにします。

もし、急激に視力が低下してきたり、強い痛みを感じたりしたときは、すぐに病院に行かなくてはなりません。

また、術後数カ月が経って、視力などが落ち着いてきたとしても、油断してはいけません。

「後発白内障」や「前嚢《ぜんのう》収縮」などの合併症になることもあります。

後発白内障は、手術の数カ月〜数年後に、後嚢に濁りが出て、物がかすんだように見えるものです。白内障の手術を受けた患者さんのうち、1年後で約10％、3年後で約20％、5年後で約30％に見られるという報告もあります。

前嚢収縮は、嚢の切開した部分が、小さくなってくる現象です。眼内に光が入りづらくなるほど縮むと、見え方に影響してしまいます。

どちらの合併症もレーザー治療で処置できるのですが、早期発見のためにも、白内障の術後は定期的に検診を受ける必要があります。

また、術後見え方がよくなったからといって、目が若い頃のように戻ったわけではありません。目への負担はダメージにつながります。

紫外線対策はもちろん、十分な休息、睡眠などに気を使い、過度に目を疲れさせない生活を基本としましょう。

術後の合併症にはどんなものがあるか

細菌性眼炎

白内障の術後、傷口から細菌に感染し眼炎を起こすことがある

もし、こんな症状が出たら要注意!!

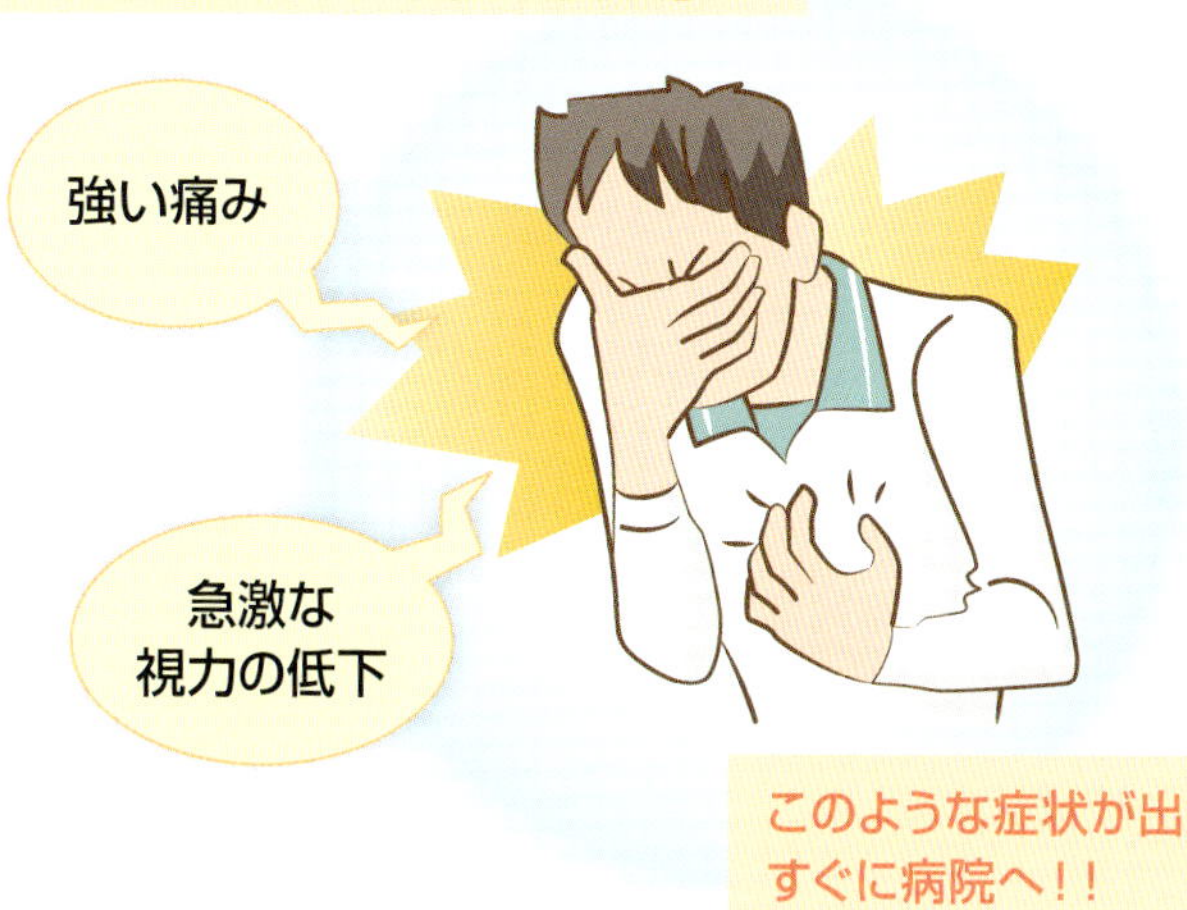
強い痛み
急激な
視力の低下

このような症状が出たら
すぐに病院へ!!

〈その他のおもな合併症〉

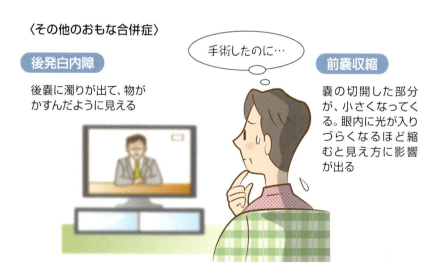

後発白内障

後嚢に濁りが出て、物がかすんだように見える

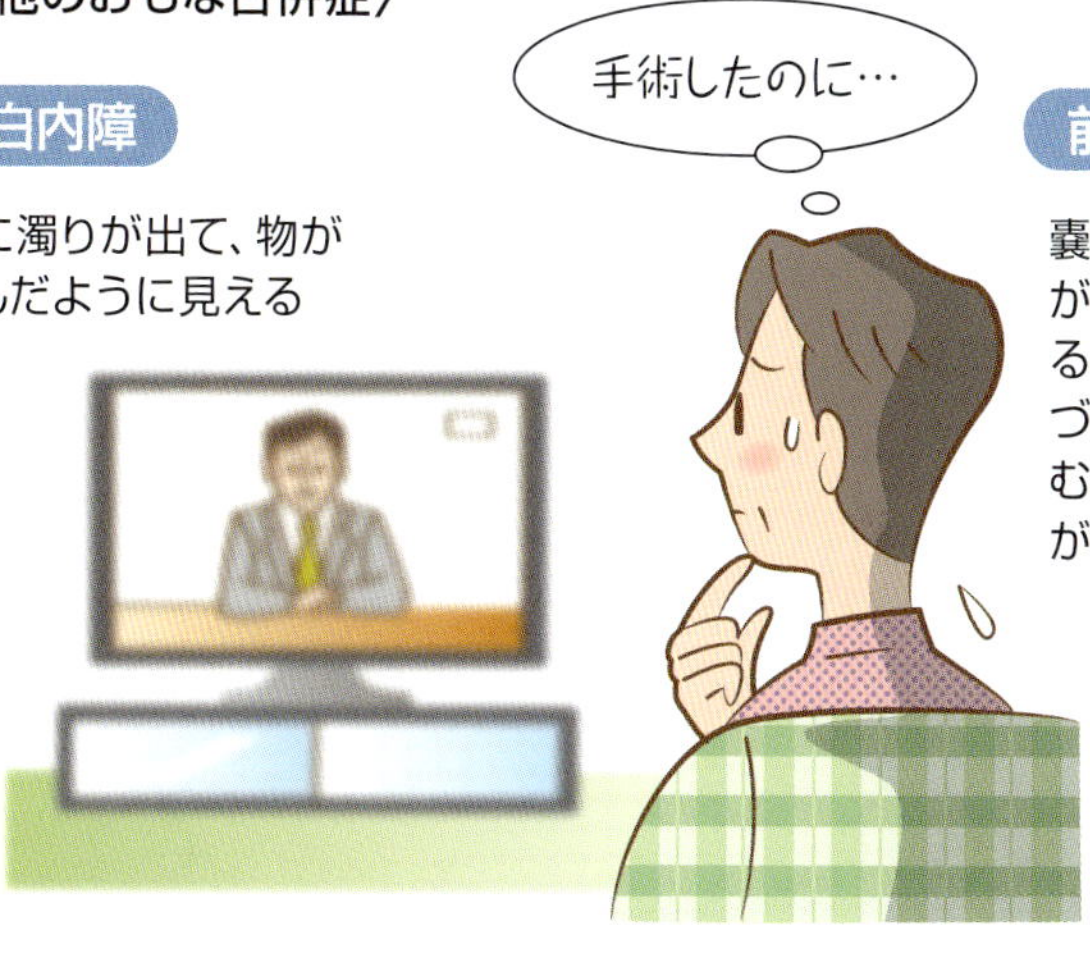
手術したのに…

前嚢収縮

嚢の切開した部分が、小さくなってくる。眼内に光が入りづらくなるほど縮むと見え方に影響が出る

column

白内障と緑内障、双方にかかっている場合

白内障の患者さんが、緑内障を併発することがあります。

ただし白内障と緑内障の間には、相関関係はありません。

どちらか片方の病気だからといって、もう一方にも罹《かか》りやすいわけではないのです。ただ、双方とも中高年以上に多い病気であり、高齢化社会が進むなか、ますます増えていくことでしょう。

また、緑内障の進行を抑える薬で、白内障を進行させやすくなるものがあったり、重度の白内障では房水の排出を阻害して、眼圧が急速に上がる急性緑内障につながるケースもあります。

白内障と緑内障を併発している場合は、変則的な治療を行うこともあります。

例えば、白内障の手術に、緑内障の手術も併せて行うことがあります。また、緑内障の進行が早い場合、白内障の治療を中止して、緑内障の治療を優先させることもあります。

患者さんの状態を見極め、どちらが視力へのダメージが少なくてすむか、どうしたら長く良い見え方を保てるかを考え、治療を選択します。

あきらめず、主治医とよく相談して、目を守っていきましょう。

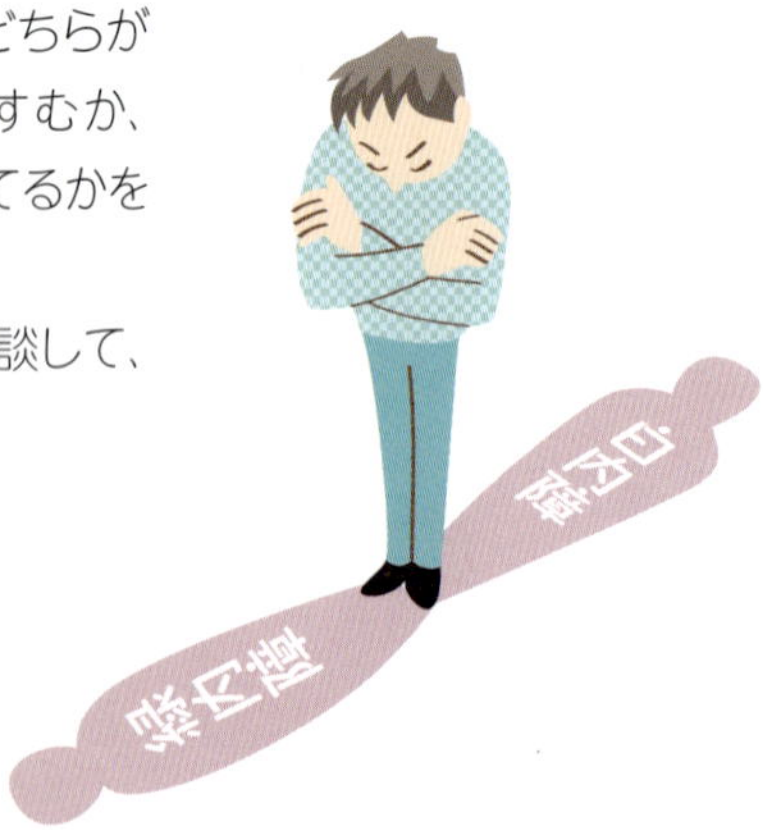

第3章

緑内障の原因と最新治療

次第に視野が欠けていく病気が、緑内障です。発症する仕組みから、緑内障のタイプ、治療、手術などを説明します。

緑内障ってどんな病気？

気づかないうちに視野が欠けている

緑内障は、40歳代以上の日本人の20人に1人が発症するといわれている身近な病気です。

症状は、視野が少しずつ欠け、見えないところが増えていきます。ゆっくり進行することが多いのですが、一度失われた視野はもとに戻すことができません。最悪の場合は、失明に至ります。

現在、緑内障は日本の中途失明の原因の第1位です。「緑内障診療ガイドライン（第4版）」*では、国内には465万人の患者さんがいると推定しています。

しかし、2000～2001年に行われた緑内障疫学調査（多治見スタディ）では、緑内障と推定される人のうち、受診している人は全体の10％程度でした。残りの90％の人は、未受診の状態にあると推察されるのです。

なぜ、身近であり、失明という深刻な事態を招きかねない病気なのに、治療を受けている人の割合が低いのでしょうか。

それには緑内障という病気の特性が、大きく影響しています。

緑内障で視野が欠けるのは、高くなりすぎた眼圧のために視神経が傷つけられ、その部分の視覚情報が脳に届けられなくなってしまうからです。

ところが、眼圧が高くなったり、視神経が傷ついたりしていても、目に痛みなど感じることはありません。

さらに、緑内障で視野が欠けはじめても、初期にはなかなか自覚できません。見え方の異変に気づいたときには、視野の大半が失われていたということも多いのです。

次項は、緑内障が発症する仕組みを説明します。

用語解説　緑内障診療ガイドライン（第４版）　日本緑内障学会緑内障診療ガイドラインとして 2003 年に初版、2006 年第２版、2012 年第３版、2018 年１月に第４版が作成された。

中高年から多くなる緑内障

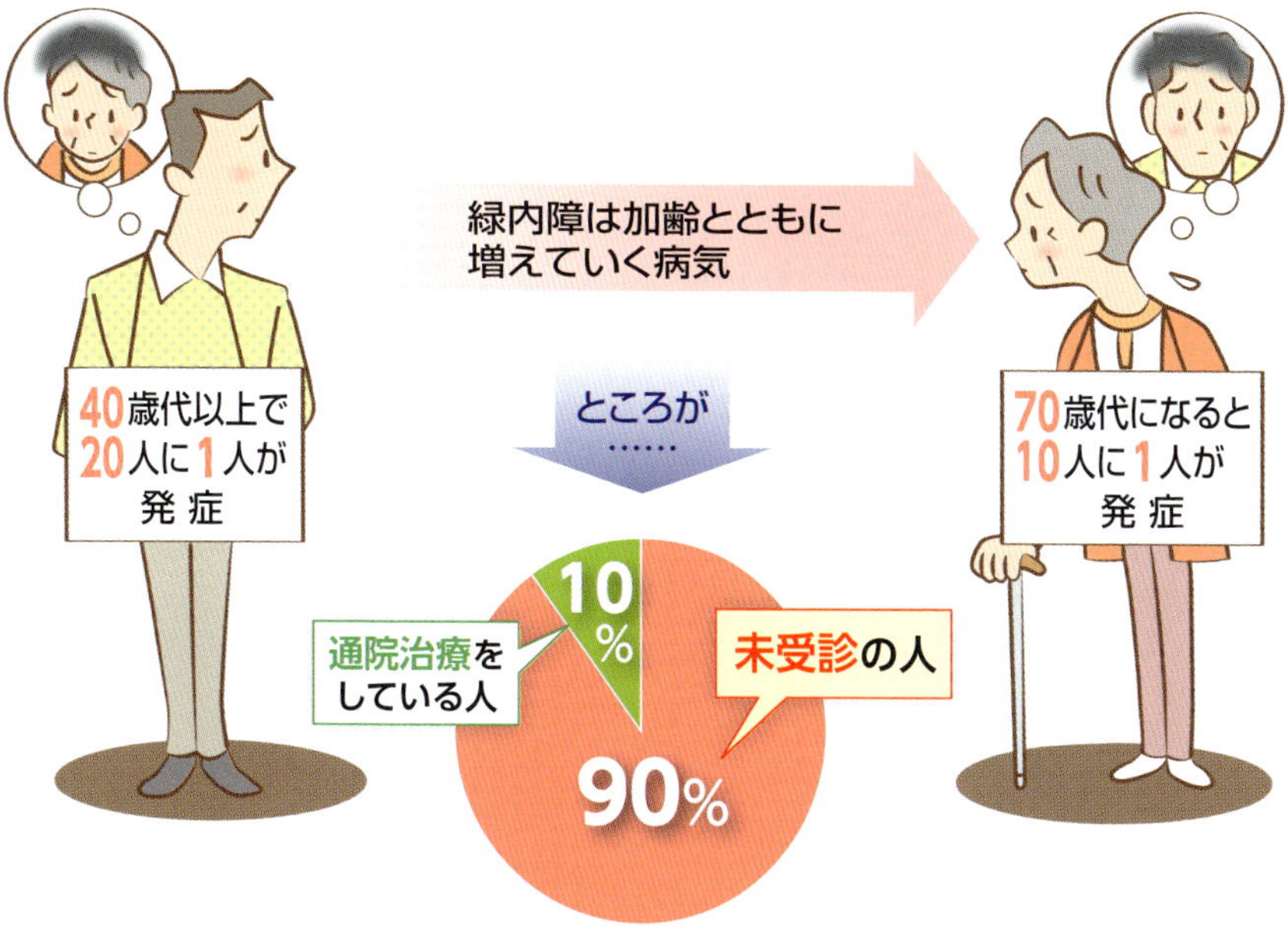

国内で、緑内障の患者数は465万人といわれ、
中途失明の第1位となっている

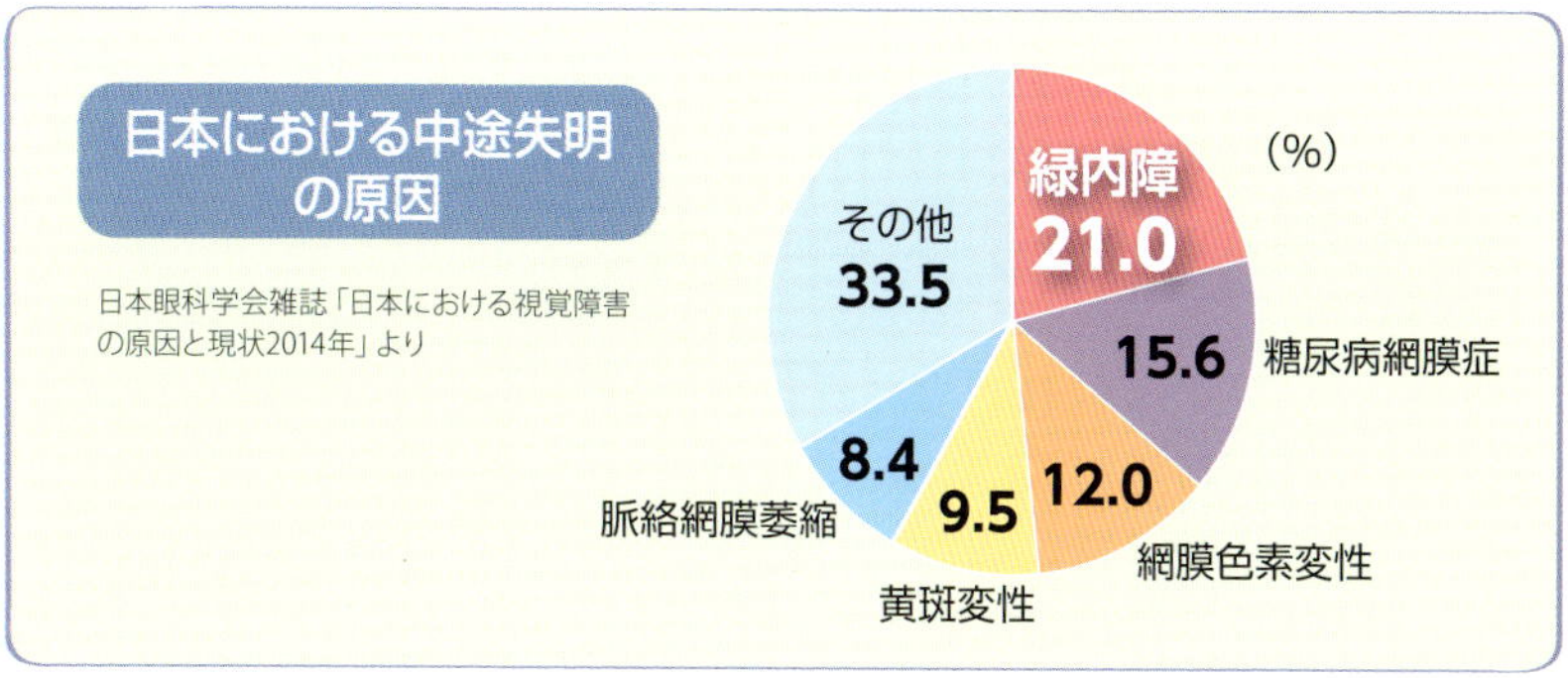

房水と眼圧の関係は？

実は、緑内障の発症のメカニズムは、すべてが解明されているわけではありません。

しかし、高すぎる眼圧との関連が指摘されており、治療でも眼圧をコントロールしていきます。

では、眼圧は目にとって、どのような意味をもっているのでしょうか。

眼圧を作り出しているのは、房水です。房水とは、毛様体で分泌される無色透明の液体です。目のなかで、硝子体や水晶体、角膜など血管のない組織に、酸素や栄養分を供給し、老廃物を運び出しています。

毛様体で分泌された房水は、水晶体の表面に沿って後眼房から前眼房、そして線維柱帯を通ってシュレム管*に流れます。眼房は、房水で満たされているのですが、房水が適度に溜まっていることで、眼球内に圧力がかかり、眼球は丸さを保っているのです。

眼圧は、房水の分泌と排出のバランスにより、コントロールされています。

日内変動といって、1日のうちに多少の変化があり、また季節による変動もありますが、正常な眼圧は10～21㎜Hgにおさまります。

ところが、何らかの原因で分泌と排出のバランスが崩れ、房水の量が増えると、眼圧が高くなり過ぎてしまうのです。

すると、眼球内部から網膜が圧迫され、なかでも目の奥にある視神経乳頭の部分は大きくへこみます。

視神経乳頭は、網膜にある視神経から神経線維が集まってきている部分で、構造上弱いのです。圧力に耐えられずに視神経乳頭の一部が損傷すると、その神経の視覚情報が脳に伝えられなくなり、見えない場所となってしまいます。

ただ、初期は視野の欠損になかなか気づくことができません。

次項で、この理由を詳しく説明しましょう。

用語解説 シュレム管　前房から流れてきた房水が隅角から排出される管。強膜内の角膜の周囲を取り囲むようにあり、隅角に小さな穴がたくさんあいている。

房水が眼圧に影響を与えている

緑内障の発症のひとつの原因が、高すぎる眼圧。眼圧は房水の供給と排出のバランスによってコントロールされている

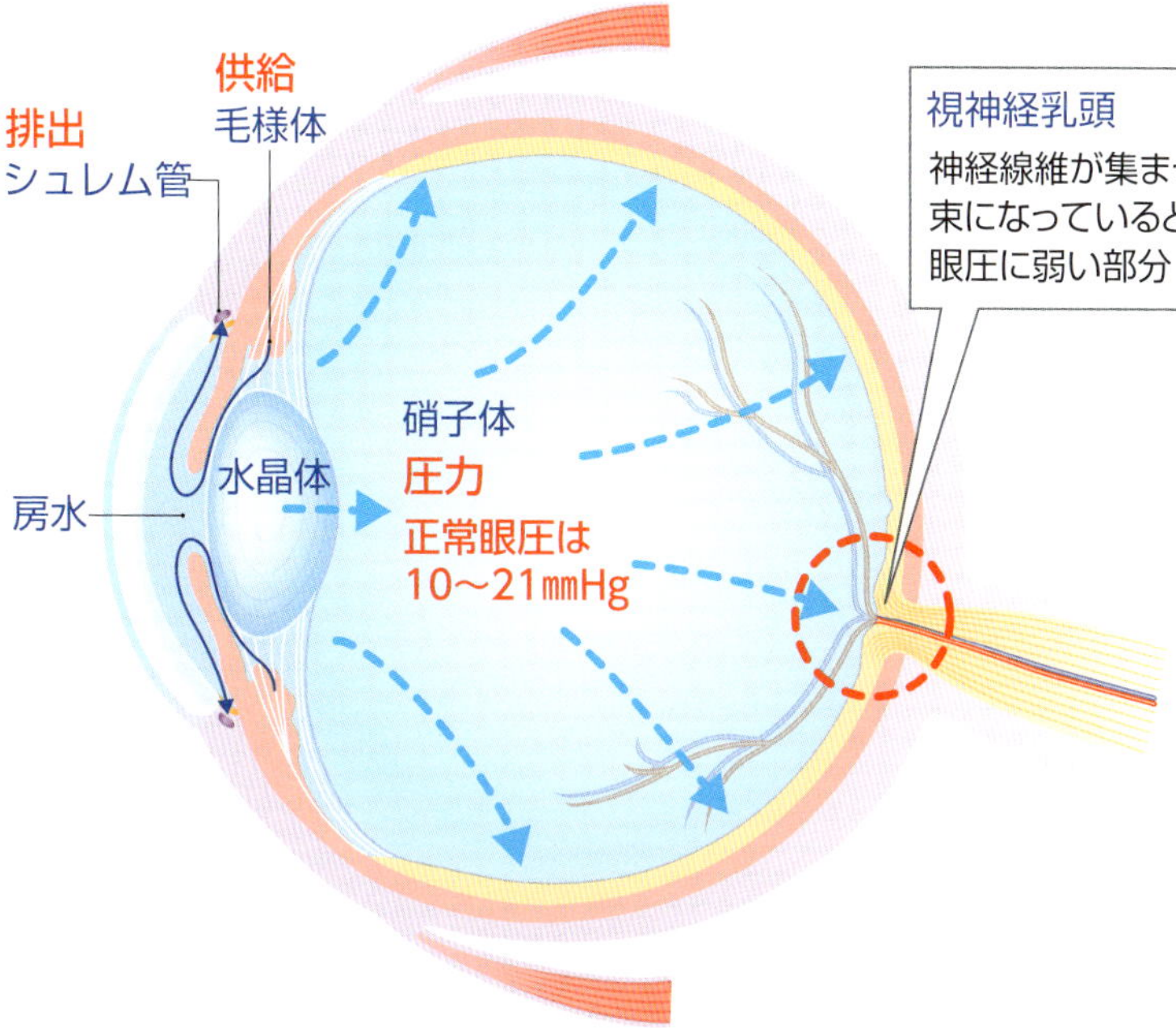

しかし、この供給と排出のバランスが崩れると……

眼圧が高くなる ➡ 視神経乳頭に強い圧力が加わる

すると…

視神経の一部が傷つき、視覚情報が脳にうまく伝わらなくなる

これが緑内障の初期症状

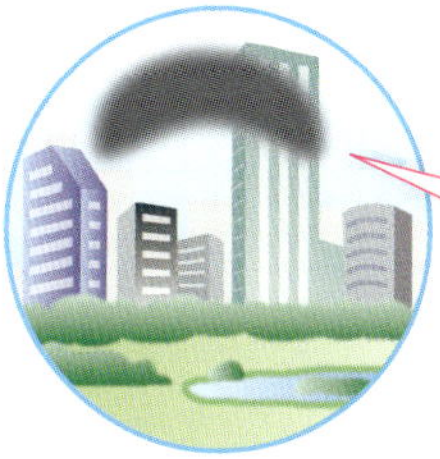

「視野欠損」
視野の一部が欠けてしまう

自覚症状が現れにくい理由は？

緑内障では、眼圧の上昇により視神経が傷つけられ、次第に視野が欠けていきます。これが、「視野欠損」や「視野狭窄」です。

ところが、視野が欠け始めても、私たちはなかなか気づくことができません。そこには、いくつかの理由があります。

1つめは、目が2つ備わっているためです。

緑内障の視野の欠けは、たいてい片方の目からはじまります。ところが、私たちは基本的に両目で見るため、片方の目で欠けてしまっている部分も、もう片方からの視覚情報と統合することで、〝見えている〟状態になるのです。

2つめは、視野欠損が極めてゆっくり進むことです。視野が狭くなってきているのにも関わらず、慣れてしまって、なかなか気づきにくいのです。

特に視野の周囲から欠けていく視野狭窄では、相当進行するまで気づけない患者さんが多くいます。「何か見えにくい」「見え方がおかしい」と病院を受診する頃には、視野が半分ほど欠損する中期以上になっていたという人も珍しくありません。

緑内障で欠けてしまった視野は、二度と戻ることはありません。

たとえ治療を受けても、一度傷つけられてしまった視神経を回復したり、再生することはできないからです。

これが、緑内障の非常に怖いところです。

緑内障の進行は、急性のものを除いて、極めてゆっくり進みます。しかし、5年、10年と放置しておけば、少しずつ、確実に進行してしまいます。

緑内障ではなるべく早く発見し、早期治療を行うことが、とても重要なのです。

次項からは、緑内障をタイプ別に、詳しく紹介しましょう。

見えていないのに、気づかない！？

なぜ、視野が欠け始めても自覚症状が現れないのか？
おもな理由は2つ

1 両目で補い合って見ているため

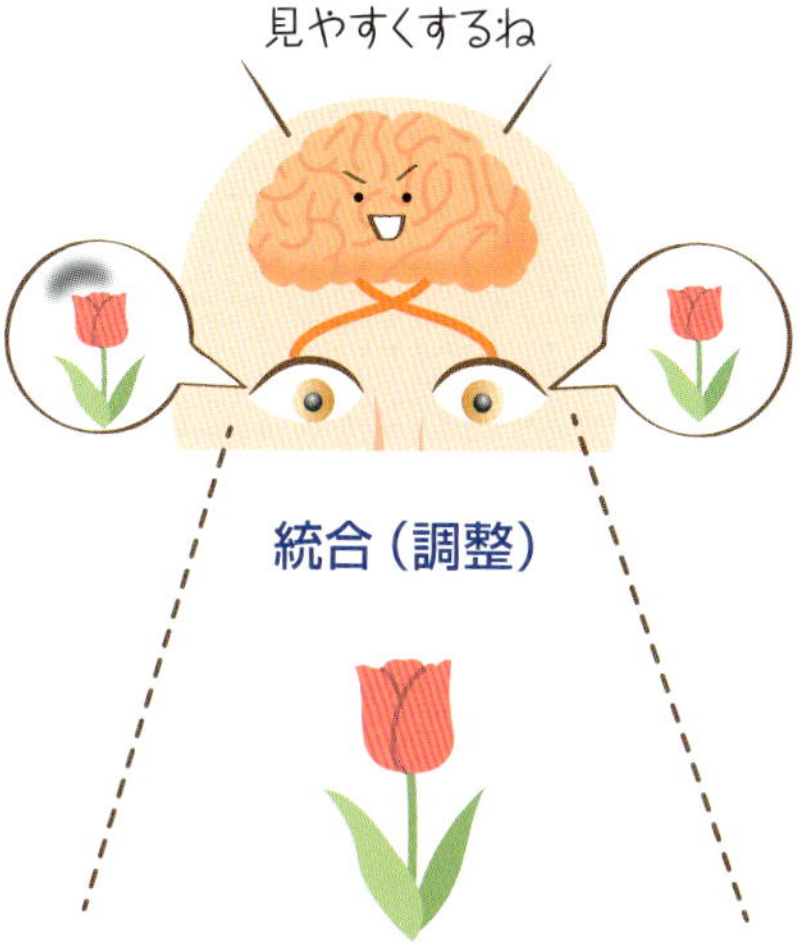

症状は片方の目から始まる。
片方の欠けている部分は両目で見ることで調整される

2 進行がゆっくりなため

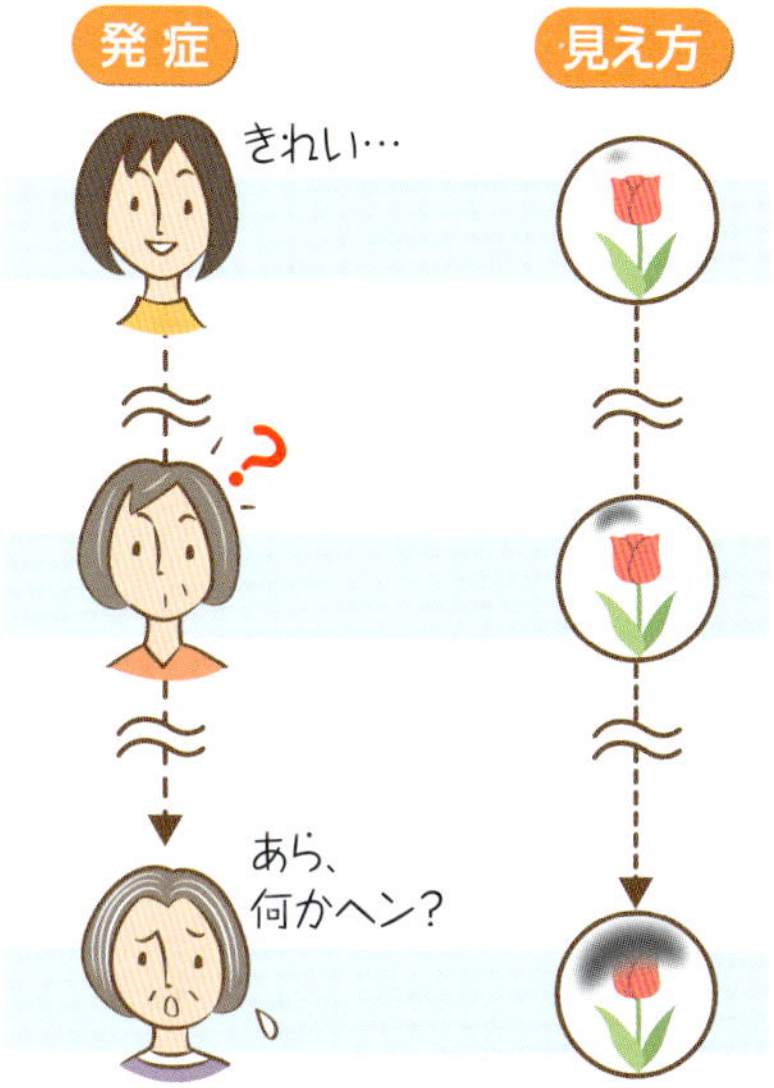

視野が欠けていく視野障害は
ゆっくり少しずつ進む

自覚症状に気づきにくい

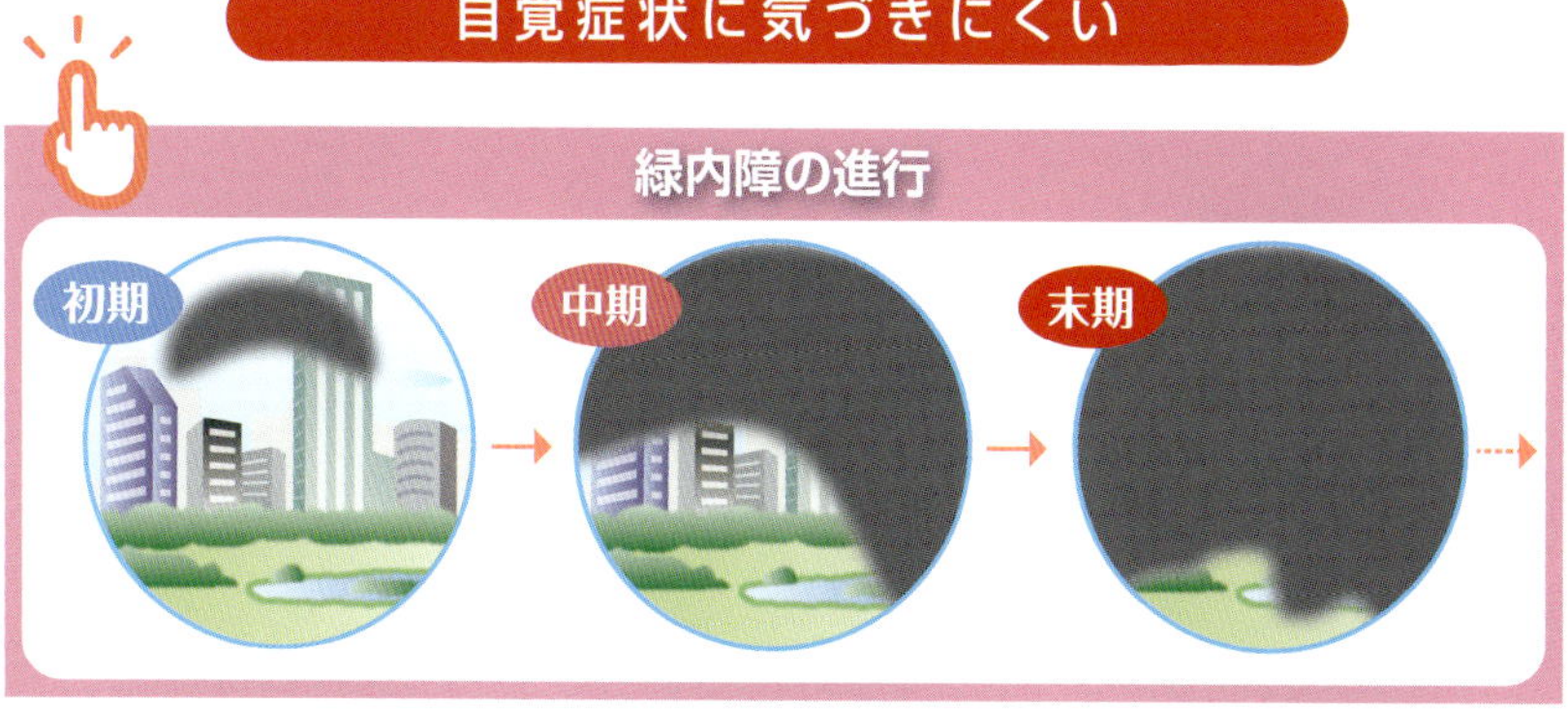

緑内障のタイプ別分類

原発開放隅角緑内障・正常眼圧緑内障

緑内障はいくつかのタイプがあります。

まず、原因によって大きく2つに分かれます。何らかの病気や怪我などが原因となって緑内障が引き起こされる「続発緑内障」と、原因が特定できないのに症状の出る「原発緑内障」です。

緑内障の患者さんの約9割が、原発緑内障です。

原発緑内障には、房水の出口である隅角《ぐうかく》が狭くなっている「原発閉塞隅角緑内障」と、隅角は広い「原発開放隅角緑内障」があります。

原発開放隅角緑内障は、隅角は正常に働いていますが、隅角の先にあるシュレム管につながる網目状の線維柱帯が目詰まりを起こしています。そのため、房水がうまく排出されず、眼圧が上昇してしまうのです。

原発開放隅角緑内障は、遺伝的な要因のある人、40~50歳代で近視の人、糖尿病の人に、多く発症しています。

ところが、原発開放隅角緑内障のなかには、眼圧が10~21㎜Hgと正常な範囲なのに発症してしまう緑内障があります。「正常眼圧緑内障」と呼ばれています。

実は、日本人の緑内障患者の6~7割が、正常眼圧緑内障です。しかも、増加傾向にあります。

なぜ、眼圧が正常なのに緑内障になるのか、その理由はまだ解明されていません。しかし、正常眼圧緑内障の人は、「視神経乳頭*」の構造が弱かったり、視神経付近の血行が悪いこと、加齢により組織が弱くなることなどが影響していると考えられています。

次項は、原発閉塞隅角緑内障を説明しましょう。

用語解説　視神経乳頭　網膜に張り巡らされた視神経線維が集まり、眼球の外へ出ていく部分。この部分には視細胞がないので光を感知できず、盲点になる。

緑内障発症の原因はいくつかのタイプに分けられる

続発緑内障

病気や怪我、薬などが眼圧上昇の原因となって起こるタイプ

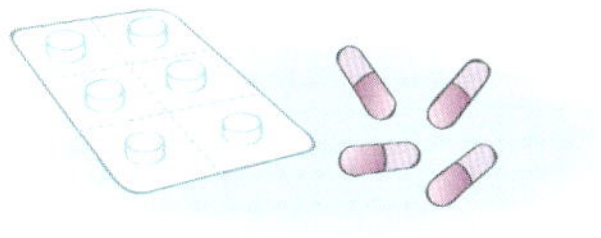

原発緑内障

原因が特定できないのに眼圧が高いタイプ

原発閉塞隅角緑内障

房水の出口にあたる隅角が加齢などにより狭くなっているタイプ

原発開放隅角緑内障

隅角は広いが、排出口のフィルター、線維柱帯が目詰まりしているタイプ

眼圧の上昇

正常眼圧緑内障

眼圧が10～21㎜Hgと正常なのに発症しているタイプ

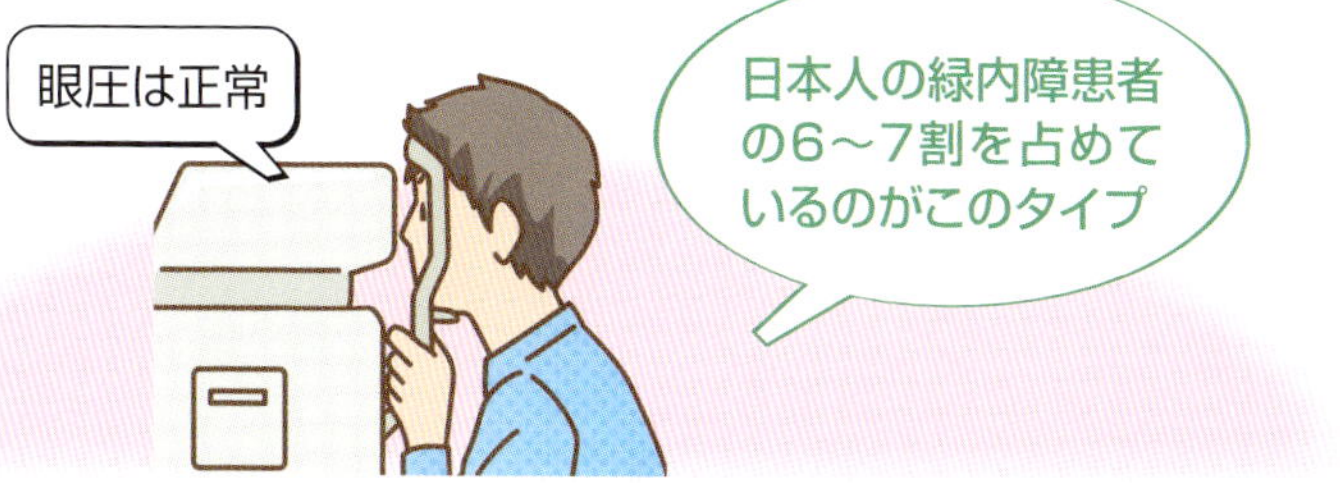
眼圧は正常
日本人の緑内障患者の6～7割を占めているのがこのタイプ

原発閉塞隅角緑内障

原発閉塞隅角《ぐうかく》緑内障は、隅角が狭くなることで発症する緑内障です。

隅角とは、角膜と虹彩の間の部分です。水晶体や角膜に酸素や栄養分を運ぶ房水は、毛様体で分泌されたのち、後房から前房、そして隅角を通って老廃物とともにシュレム管へと排出されます。

ところが、隅角が狭くなることにより、分泌と排出のバランスが崩れ、眼圧が上がってしまうのです。

隅角が狭くなる原因は、水晶体が加齢により厚みを増して虹彩を押し出してしまったり、虹彩の根元部分が曲がってきてしまう、毛様体に変形があるなどです。

房水の排出がだんだん悪くなってはいるものの、流れが多少は残っていると、慢性的な原発閉塞隅角緑内障になります。

緑内障の症状は、ゆるやかに進行します。

怖いのが、隅角が完全にふさがり、排出口としての役割を果たさなくなる場合です。

房水の排出がほぼ完全に止められてしまうために、眼圧が急激に上昇してしまいます。

これが「急性緑内障」の発作ですが、発生から48時間以内に処置しなければ、非常に高い眼圧で視神経が著しく損傷し、失明の危険もあります。

発作の要因としては、長時間下向きの姿勢を取っていた、興奮したとき、目の酷使、暗いところで物を見た、不眠や過労、過度のストレス、散瞳薬*の使用後、目の炎症や腫瘍などがあります。

発作が起きると、目に激しい痛みを覚えたり、頭痛、吐き気、結膜の充血、角膜の浮腫《ふしゅ》、角膜の混濁、瞳孔の拡大などが見られます。

急性緑内障はとても怖いものですが、適切な処置をすれば失明は避けられます。これらの異変を感じたときは、すみやかに眼科を受診しましょう。

次項では、続発緑内障を説明します。

用語解説

散瞳薬　瞳孔を開く薬。瞳孔は光の強さにより大きさが変わるが、眼底検査などでは瞳孔から眼球内を覗くため、開くのに使われる。

原発閉塞隅角緑内障

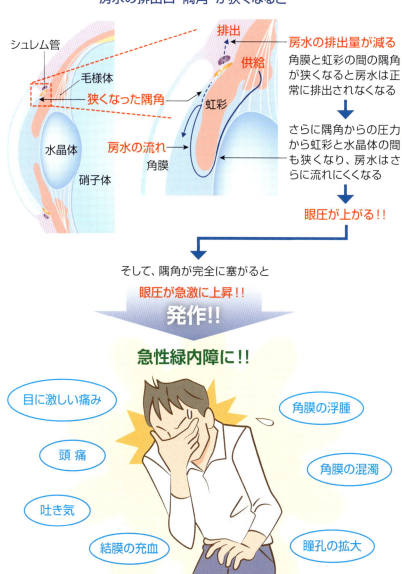

房水の排出口"隅角"が狭くなると……

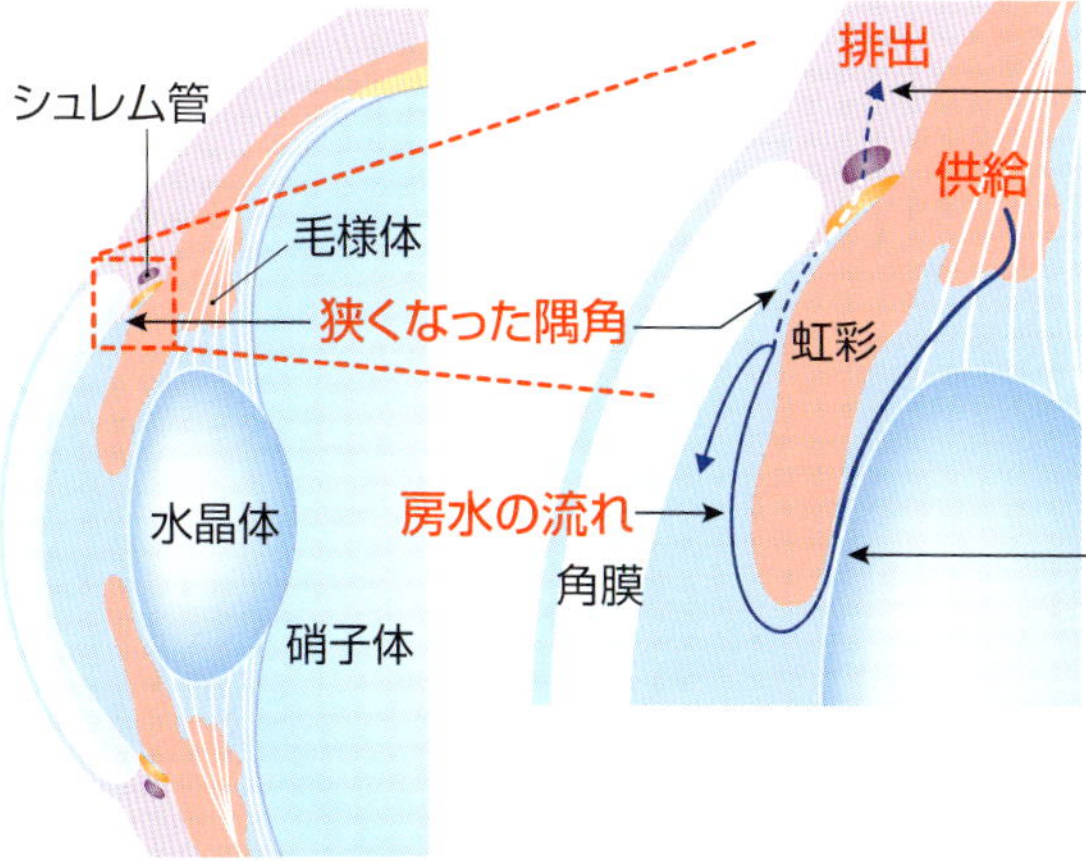

房水の排出量が減る

角膜と虹彩の間の隅角が狭くなると房水は正常に排出されなくなる

↓

さらに隅角からの圧力から虹彩と水晶体の間も狭くなり、房水はさらに流れにくくなる

↓

眼圧が上がる!!

↓

そして、隅角が完全に塞がると

眼圧が急激に上昇!!

発作!!

急性緑内障に!!

発作から48時間以内に処置をしないと失明の危険が……

続発緑内障

続発緑内障は、病気やその治療に使う薬、怪我などが原因となって引き起こされる緑内障です。続発緑内障も、開放隅角型と閉塞隅角型に分けられます。

開放隅角型は、線維柱帯やシュレム管などにつまりが生じるなど、隅角以外の部位に異常があって眼圧が上昇し、発症するものです。

原因となるのは、糖尿病網膜症、白内障やぶどう膜炎など目の病気。スポーツや事故による外傷。さらには白内障手術や硝子体手術などの外科手術の影響などです。

糖尿病では、網膜の毛細血管につまりや出血などの障害が見られますが、これを補おうと〝新生血管〟が作られます。これにより房水の通り道が阻害されると「血管新生緑内障*」になります。

閉塞隅角型は、隅角が狭くなることで房水の流れが悪くなり、眼圧が上昇してしまうものです。虹彩がほかの組織と癒着して瞳孔がブロックされたり、水晶体の異常などにより発症します。

原因となるのは、ぶどう膜炎によるものや、眼球内悪性腫瘍、網膜剥離の手術後、水晶体の異常などです。また、ステロイド薬の長期使用で、房水が排水されずらくなり、引き起こされる「ステロイド緑内障」のように、薬が原因となることもあります。

続発緑内障は、まず原因となる病気の治療を優先して行います。その症状が良くなれば、続発緑内障の眼圧もたいてい下がります。

ただ、状態によっては、緑内障の治療を並行して行う場合もあります。また、薬が原因の場合でも、主治医と相談なく服用を止めてしまってはいけません。

次項は、生まれつきの異常により発症する発達緑内障について説明します。

用語解説　血管新生緑内障　糖尿病などの合併症として起きる緑内障。糖尿病が進行したりすると、新しく異常な血管ができ、その血管が隅角を塞ぐことで房水の排出がうまくいかなくなり、眼圧が上がってしまうタイプの緑内障。

病気や怪我が原因で眼圧が高くなる「続発緑内障」

続発緑内障は隅角の状態によって大きく2つに分けられる

1 開放隅角型「続発緑内障」

おもな原因

白内障などの目の病気

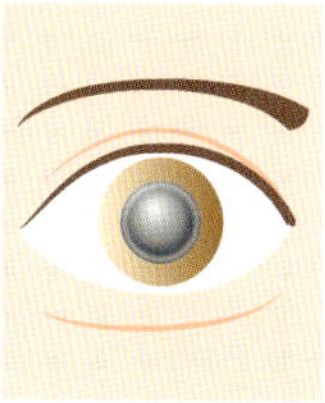

怪我や事故による目への強い衝撃

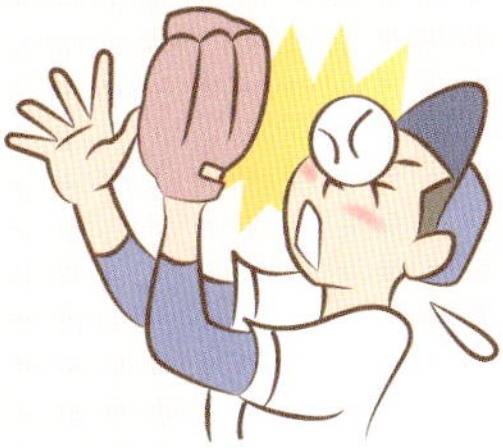

……… そのほか、ぶどう膜炎、糖尿病網膜症など ………

2 閉塞隅角型「続発緑内障」

おもな原因

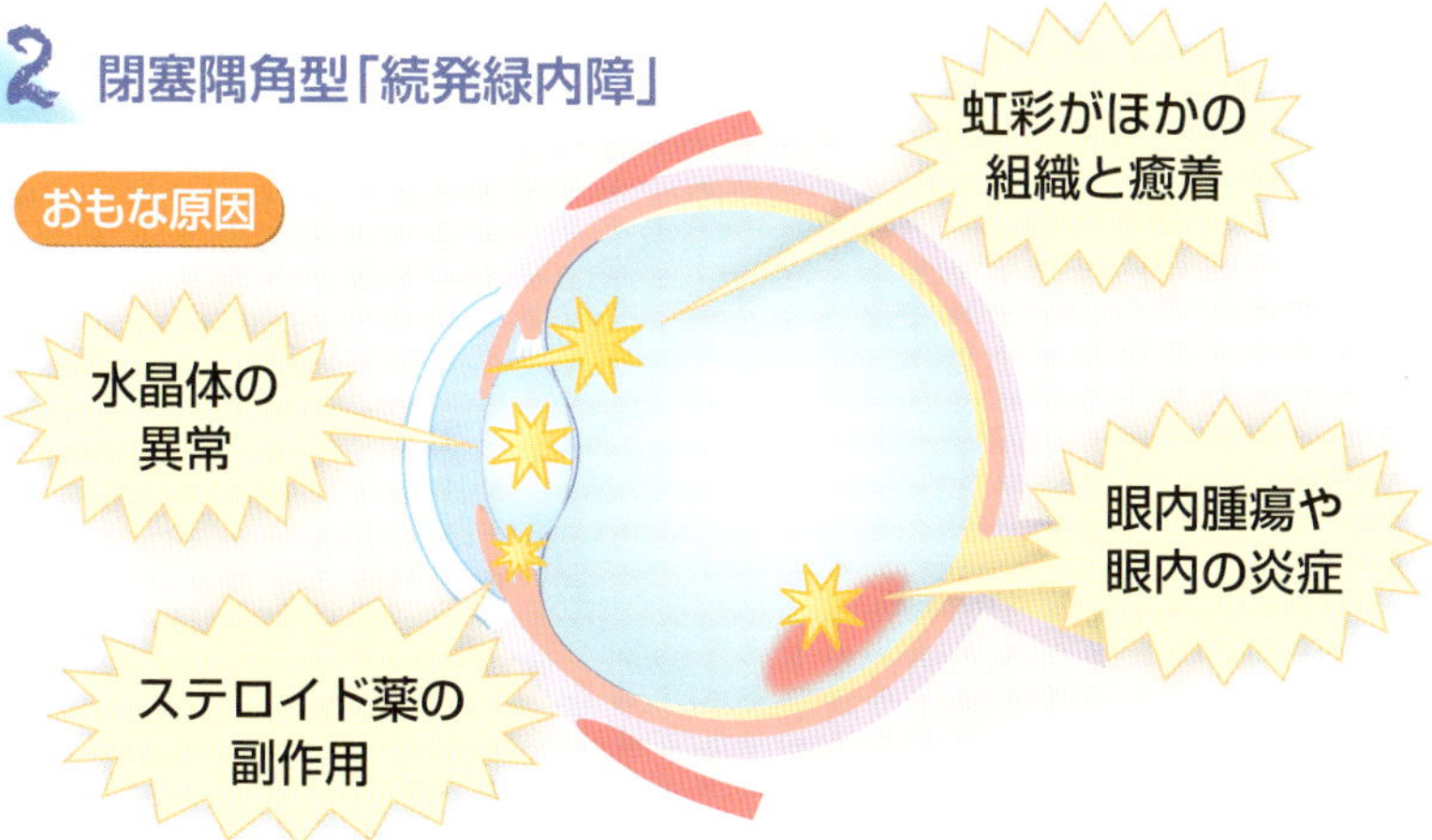

続発緑内障は、まずは原因となる病気の治療を優先する。その結果として眼圧も下がることが多い

発達緑内障

発達緑内障は、生まれつきの原因で眼圧が高くなり、発症する緑内障です。「先天緑内障」と呼ぶこともありますが、近年は、国際的な基準に従って「小児緑内障」と呼ぶようになってきています。

緑内障が発症する原因により、大きく「原発小児緑内障」と「続発小児緑内障」に分けられます。

「原発小児緑内障」は、生まれつき目の隅角に発達異常があり、房水の排出がうまくいかなくなって眼圧が上昇して起きる緑内障です。

生まれて0～1カ月の新生児期か、1～24カ月の乳児期、2歳以上から眼圧が高くなるタイプを総称して「原発先天緑内障」と言います。これまで「早発型発達緑内障」と呼ばれていました。

眼圧により強膜や角膜が伸ばされ、眼球が異常に大きい、いわゆる牛眼《ぎゅうがん》になります。

隅角に異常があるものの軽度なため、4歳以降に緑内障を発症するのが「若年開放隅角緑内障」です。以前は、「遅発型発達緑内障」と呼ばれていました。

若年開放隅角緑内障では、眼球が大きくなるなどの目の形の異常はあらわれません。

「続発小児緑内障」は、他の病気などの合併症として、引き起こされる緑内障です。

ダウン症や代謝異常など生まれつきの病気が原因で起きる「先天全身疾患による緑内障」や、生まれつきの目の異常により引き起こされる「先天眼形成異常に関連した緑内障」があります。

また、ぶどう膜炎や外傷など、産後に発生した病気などから発症する「後天要因による続発緑内障」もあります。

先天白内障などで手術した後に発症する緑内障は、「白内障術後の緑内障」として区別されます。

次項からは、いよいよ緑内障の治療について、詳しく説明します。

「発達緑内障」

生まれつき隅角が未発達なため、房水の排出がうまくできない緑内障

原発小児緑内障

原発先天緑内障（早発型発達緑内障）

生まれつき目の隅角に発達異常があり、
新生児期〜３歳に発症

若年開放隅角緑内障（遅発型発達緑内障）

生まれつき目の隅角に発達異常があり、
４歳以降に発症

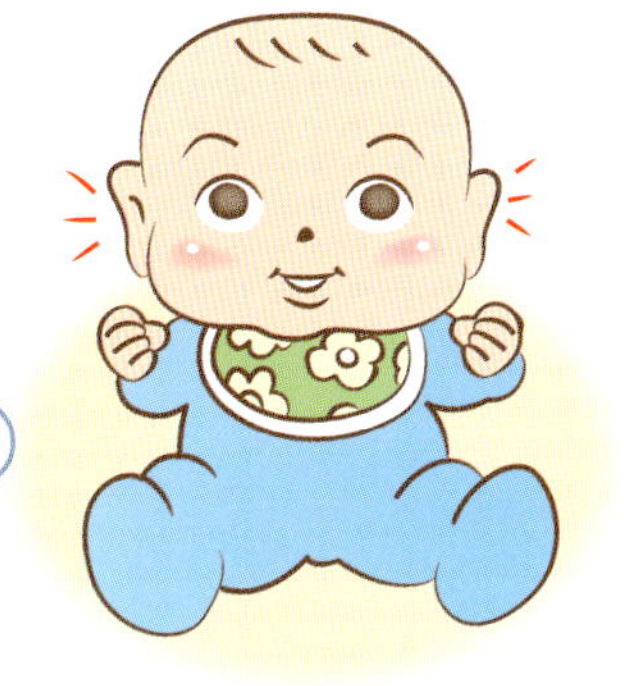

続発小児緑内障

他の病気などの合併症として引き起こされる緑内障

その他の発達緑内障

	原　因
先天全身疾患による緑内障	ダウン症や代謝異常
先天眼形成異常に関連した緑内障	生まれつきの目の異常など
後天要因による続発緑内障	ぶどう腹膜炎や怪我など産後に発生した病気
白内障術後の緑内障	先天白内障の手術

緑内障の治療

治療法は3つの選択肢から

緑内障は、放置すれば失明に至ることもある怖い病気です。しかし、現在はさまざまな治療法もあり、よい薬も増えています。適切な治療を行えば、進行を緩やかにして、生涯に渡って視野を維持できる可能性もあります。

注意しておきたいのは、緑内障の治療は見え方をよくするものではないということです。

今の医学では、死んでしまった視神経を回復することは不可能なので、一度失われた視野は取り戻すことはできません。治療の目的は〝現状の視野をキープすること〟と心得て、治療を継続しましょう。

生きている視神経を守るためにできるのは、眼圧を下げることです。

そして眼圧を上げている原因が、治療できるものであれば治療します。

特定の原因がなく眼圧が上がっている原発開放隅角緑内障などの場合は、薬で眼圧を下げる薬物療法が基本となります。眼圧が正常の範囲に収まっている正常眼圧緑内障の患者さんでも、薬物療法で眼圧を下げます。

薬で眼圧が十分に下がらない場合は、レーザー治療が行われます。房水の排出口をレーザーで手術し、排水を妨げている原因を取り除くのです。

また、眼圧が急速に上がる急性緑内障では、すみやかに眼圧を下げる必要があるため、レーザーで処置します。

レーザーで効果が上がらない場合は、手術療法が行われます。メスを使い、房水の排出口に外科手術を行うのです。

次に治療法それぞれの利点と欠点を説明します。

緑内障の3つの治療

■ 緑内障治療の目的 ■

"現状の視野をキープすること"
ダメージを受けた視神経の回復は不可能。
生きている視神経を守るため、眼圧を下げる

原発緑内障の場合

1

薬物療法

薬で眼圧を下げる

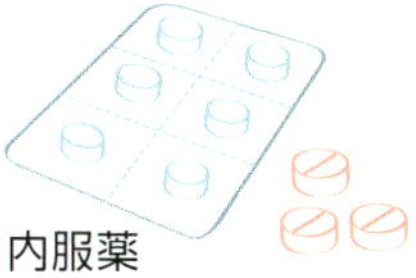

内服薬

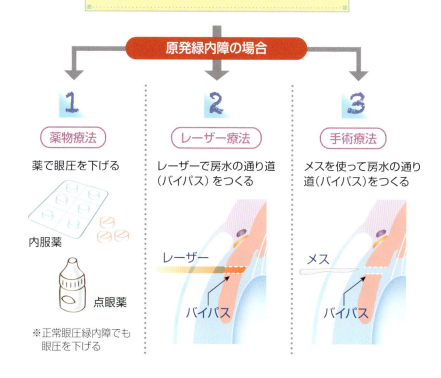

点眼薬

※正常眼圧緑内障でも
眼圧を下げる

2

レーザー療法

レーザーで房水の通り道（バイパス）をつくる

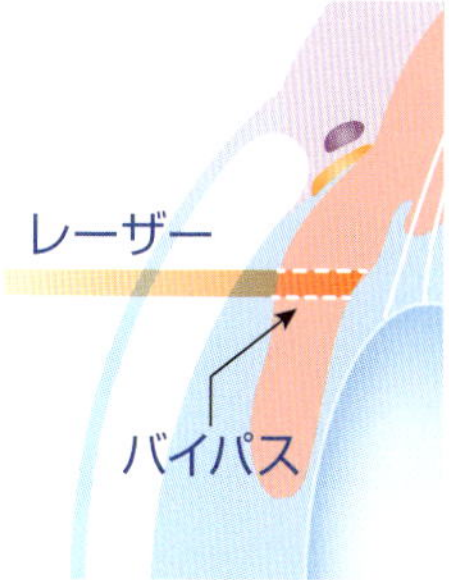

3

手術療法

メスを使って房水の通り道(バイパス)をつくる

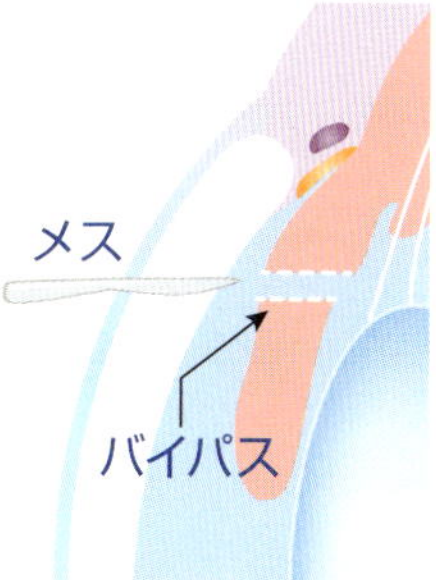

続発緑内障の場合 → 原因となる疾患を治療する

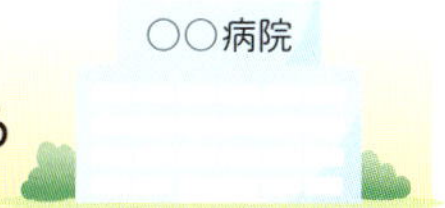

多くの緑内障は薬物療法が治療の基本

緑内障の治療で、基本となるのが薬物療法です。治療は、病気の進行を可能な限り緩やかにして、視野をキープすることを目標とします。そのために、視神経を傷める直接の原因である眼圧を薬でコントロールするのです。

これは、眼圧が正常な正常眼圧緑内障でも同じです。正常眼圧緑内障の患者さんは、数値は正常であっても、目の組織が弱く損傷しやすいと考えられるため、眼圧を下げて視神経への圧迫を減らします。

しかし、房水は血管のない目の器官に酸素や栄養を届けており、眼圧は目の丸さを維持する役割も果たしています。むやみに房水を減らし、眼圧を下げればよいというものではありません。

患者さんの眼圧や、視神経の損傷の程度、年齢、健康状態などを総合して、薬剤を選択し、適切な眼圧にコントロールする必要があります。

薬物療法は、大きく2つのケースに分けられます。

1つめが、原発閉塞隅角緑内障のうち急激に眼圧が上がって発症する、急性緑内障です。一般的に、急性緑内障では、レーザーでの処置を行いますが、眼圧が上がる発作から24時間以内に眼科を受診できた場合、点眼薬や点滴などで眼圧を下げることもあります。その後、レーザーや外科手術を行います。

もう1つが、緩やかに進行していく緑内障のケースです。基本的に、点眼薬により治療します。

点眼薬には、房水の産生を抑えるものや、房水の排出を促すものなど、さまざまな種類があります。

点眼薬で治療効果が上がらない場合は、内服薬を使うこともあります。

治療にあたっては、目標眼圧を定めますが、眼圧は目標ではなく手段なので、眼圧のコントロールがうまくいっていても視野の欠損が広がっていく場合は、さらに目標眼圧を下げることもあります。

次項では、薬剤の種類について説明しましょう。

治療のはじまりは薬物療法

緑内障の治療は視神経を傷める直接の原因である。眼圧を薬でコントロールすること

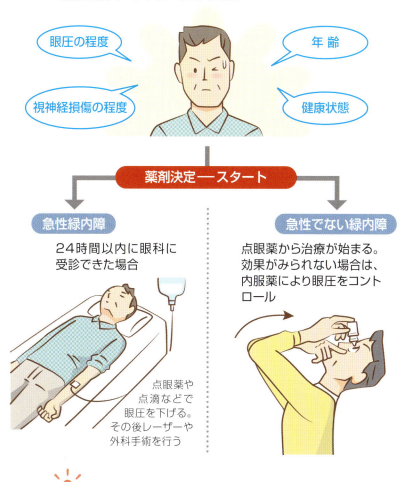

薬剤決定 ―― スタート

急性緑内障

24時間以内に眼科に受診できた場合

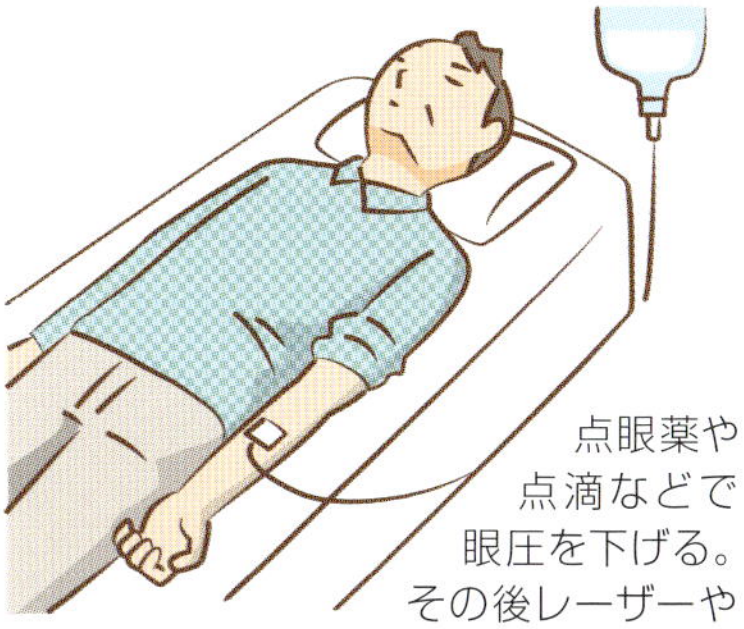

点眼薬や点滴などで眼圧を下げる。その後レーザーや外科手術を行う

急性でない緑内障

点眼薬から治療が始まる。効果がみられない場合は、内服薬により眼圧をコントロール

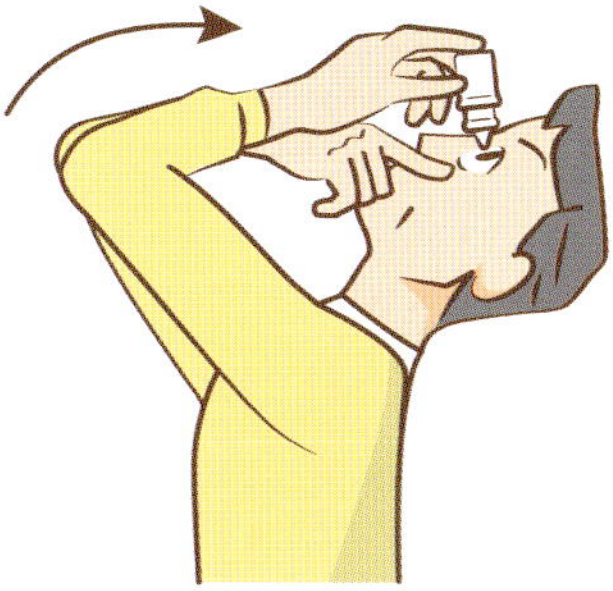

正常眼圧緑内障の場合は？

眼圧が正常であっても点眼薬で眼圧を下げ、視神経への圧迫を減らす治療がほどこされる

点眼薬は薬効別にさまざまある

緑内障の薬物療法では、主に点眼薬で房水の量をコントロールし、眼圧を下げます。

点眼薬には、さまざまな種類がありますが、大きく房水の排出を促すものと、房水の産生を抑えるものに分けられます。

治療ではじめに選択されることが多いのが「プロスタグランジン関連薬」*です。房水の排出促進作用があります。

房水の排出を促す薬には、ほかに自律神経の交感神経の受容体に作用する「交感神経α《アルファ》1受容体遮断薬（α1遮断薬）」、副交感神経に働きかける「副交感神経刺激薬」、線維柱帯の房水流出を促進する「ROCK阻害薬」や「イオンチャンネル開口薬」があります。

「交感神経β受容体遮断薬（β《ベータ》遮断薬）」をはじめに選択することもあります。自律神経のβ受容体に作用して、交感神経を鎮め、房水の産生を抑えます。

房水の産生を抑える薬には、体内の代謝に関わる炭酸脱水酵素に作用して毛様体の働きを抑える「炭酸脱水酵素阻害薬」、自律神経の交感神経を刺激する「交感神経刺激薬」もあります。

また、房水の排出を促し、かつ産生を抑える2つの作用のある薬を使うこともあります。「α-β遮断薬」「α2刺激薬」などがあります。

点眼薬は、基本的に1剤から投与します。効果が上がらない場合は別の薬に変えますが、眼圧の下がり方によっては、複数の薬を組み合わせて使うこともあります。あらかじめ2剤以上が組み合わされた配合薬もあります。

内服薬には、「炭酸脱水酵素阻害薬」「高張浸透圧《こうちょうしんとうあつ》薬《やく》」がありますが、吐き気や食欲不振、手足のしびれなど副作用が比較的よくあらわれるため、服用期間や量が限られます。

次項は、正しい薬の使い方を説明します。

用語解説　プロスタグランジン関連薬　体内にあるプロスタグランジンF2α（PGF2α）という物質は房水の排出を促す働きがあるが、これと同様の働きをする薬の総称。

主な緑内障の薬

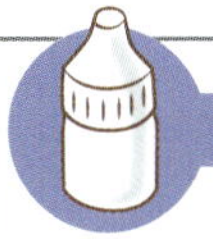

点眼薬

はじめに、プロスタグランジン関連薬（房水排出促進）・β遮断薬（交感神経を鎮め、房水の産生を抑える）。効果が上がらなければほかの薬を選択する

房水の排出を促す

プロスタグランジン関連薬
ラタノプロスト
トラボプロスト
タフルプロスト
ビマトプロスト

副交感神経刺激薬
ピロカルピン

交感神経α１受容体遮断薬（α１遮断薬）
ブナゾシン

ＲＯＣＫ阻害薬
リパスジル

イオンチャンネル開口薬
イソプロピルウノプロストン

房水の産生を抑える

交感神経β受容体遮断薬（β遮断薬）
チモロール
カルテオロール
レボブノロール
ベタキソロール

炭酸脱水酵素阻害薬
ドルゾラミド
ブリンゾラミド

交感神経刺激薬
ジピベフリン

炭酸脱水酵素阻害薬＋β遮断薬
ドルゾラミド＋チモロール
ブリンゾラミド＋チモロール

房水の排出を促し、産生を抑える

α－β遮断薬
ニプラジロール

α２刺激薬
ブリモニジン
アプラクロニジン（術後の眼圧上昇の防止）

プロスタグランジン関連薬＋β遮断薬
ラタノプロスト＋チモロール
トラボプロスト＋チモロール
タフルプロスト＋チモロール
ラタノプロスト＋カルテオロール

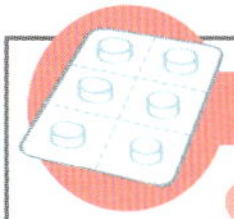

内服薬

炭酸脱水酵素阻害薬

高張浸透圧薬

点眼薬を正しく使用しよう

どんな薬でもそうですが、緑内障で処方された点眼薬は、医師や薬剤師の指示に従って使用する必要があります。

特に、緑内障の点眼薬は使用が長期になるため、少しでも効果が持続し、副作用が出ないよう、正しい方法で点眼することが重要です。

点眼薬は、1回に1滴さします。量を増やしても効果が上がるわけではなく、副作用のリスクが高くなります。さした後は、薬液が鼻涙管へと流れてしまわないよう目頭を押さえて、目を閉じて2分ほど待ちます。点眼する時間や回数は指示に従います。

かゆみや痛み、充血、目の周囲のくすみなど、何か違和感を覚えたときは、必ず主治医に伝えましょう。緑内障の点眼薬も副作用はあります。頭痛や動悸、めまいのように、副作用は全身に出る可能性があります。

緑内障の薬物療法で難しいのは、点眼薬は一生使い続ける必要があるのに、効果をあまり実感できないことです。

基本的に、私たちは眼圧を感知することができません。また薬物療法が効果を上げていても、視野が現状維持されるのみです。

そのため、自覚症状のあまりない初期～中期の患者さんは、治療開始から数年たつと、点眼を忘れがちになったり、眼圧が下がったからと自己判断でやめてしまうことがあります。

しかし、正しく眼圧がコントロールされなければ、視神経は傷つき、視野は確実に失われていきます。

数年たってから、見え方が悪くなって改めて病院を受診し、視野欠損の進行度にショックを受けるという残念なケースも珍しくないのです。

処方された薬は適切に使用し、定期的に病院を受診して、経過観察を忘れないようにしましょう。

次項は、内服薬について説明します。

点眼薬のさし方

1 利き手で点眼薬のボトルを持つ。人差し指を底に当て、親指と中指でボトルをはさむ

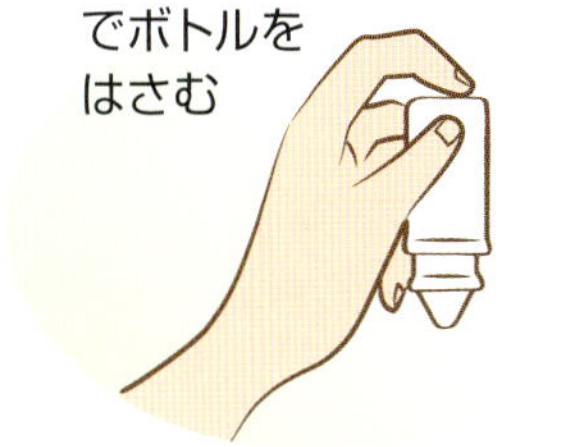

2 反対の手の人差し指で、軽くまぶたを下に引く

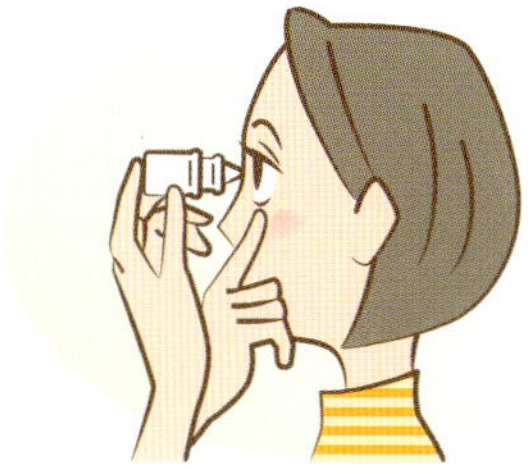

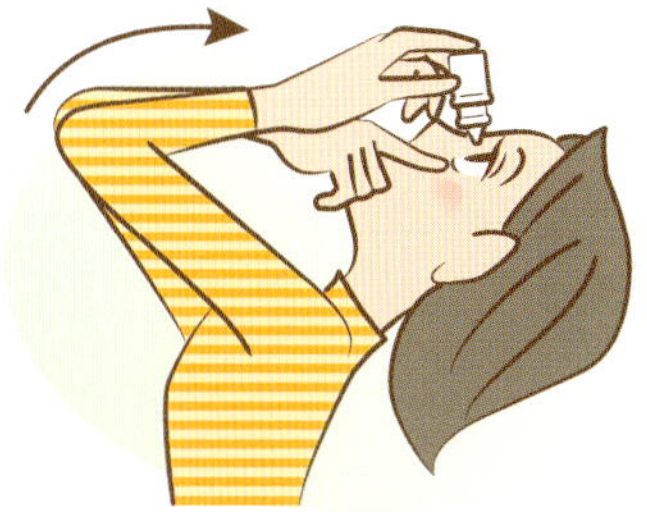

3 2の手首に利き手の手首を重ね、そのまま上を見るようにして、点眼薬を1滴さす

4 まぶたをそっと閉じ、目頭を押さえて2分ほど待つ

※まばたきすると薬液が流れてしまうので、まばたきしない。また、鼻涙管に薬液が流れると副作用が出やすくなるので、目頭を押さえる

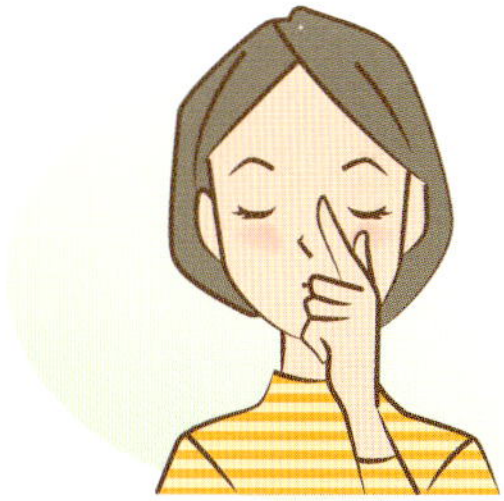

! 注意

・点眼前に手を洗う
・点眼薬のボトルの先が目やまつ毛に触れないよう注意する
・点眼は1回1滴
・点眼したら、静かにまぶたを閉じて、目頭を軽く押さえる
・目のまわりにあふれた薬液は拭き取り、手についた薬液は洗い流す
・点眼液が2つ以上あるときは、5分以上間隔をあけて使う
・点眼を忘れていたことに気づいたら、そのときにさす。ただし、次のタイミングに近い場合は、次の分をさす（さす量は増やさないこと）

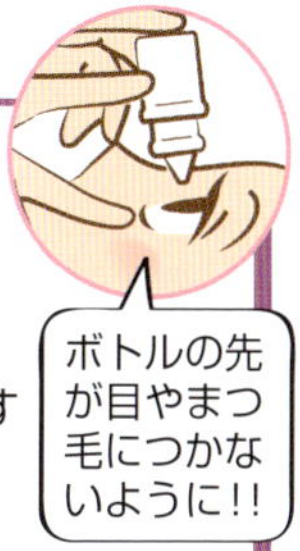

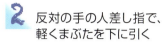

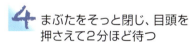

内服薬を併用する場合

緑内障の薬物治療で、点眼薬に加えて内服薬を併用するケースもあります。

点眼薬による治療では、眼圧を下げることを目指して、患者さんの状態に合わせ、1剤からはじめて、効きが悪ければ種類を変えたり、複数の点眼薬を使います。それでもうまく眼圧が下がらないときに、内服薬を使うのです。

緑内障の内服薬には、房水《ぼうすい》の産生を抑える「炭酸脱水酵素阻害薬」と、房水の排出を促す「高張浸透《こうちょうしんとう》圧薬《あつやく》」があります。

炭酸脱水酵素阻害薬は、点眼薬の炭酸脱水酵素阻害薬と働く仕組みは同じです。炭酸脱水酵素の働きを抑えることで房水の産生を減らすのです。

効果は、点眼薬の炭酸脱水酵素阻害薬より内服薬の方が高いとされています。

もう1つの内服薬である高張浸透圧薬とは、血液の浸透圧を上げる薬です。房水の水分を血管内に移動させることで、眼圧を下げる効果があります。

ただ、内服薬は点眼薬と違って、長期投与には向いていません。

緑内障の点眼薬は副作用が出る頻度が少なく、出ても軽いことが多いです。

ところが、内服薬は、吐き気や食欲不振、手足のしびれ、頻尿などの副作用が出やすいのです。また、発疹や発熱、尿路結石など、重い副作用が出る可能性もあります。そのため、内服薬は服用期間や量に制限があるのです。

服用を忘れた場合の薬の飲み方にも注意が必要です。気づいたときに1回分を飲みますが、次のタイミングが近い場合はそちらを優先し、忘れた分は飲みません。2回分を一度に飲むことは、絶対にしてはなりません。

薬物療法で十分に眼圧が下がらない場合、レーザーによる治療を考えます。次項から説明します。

緑内障の内服薬

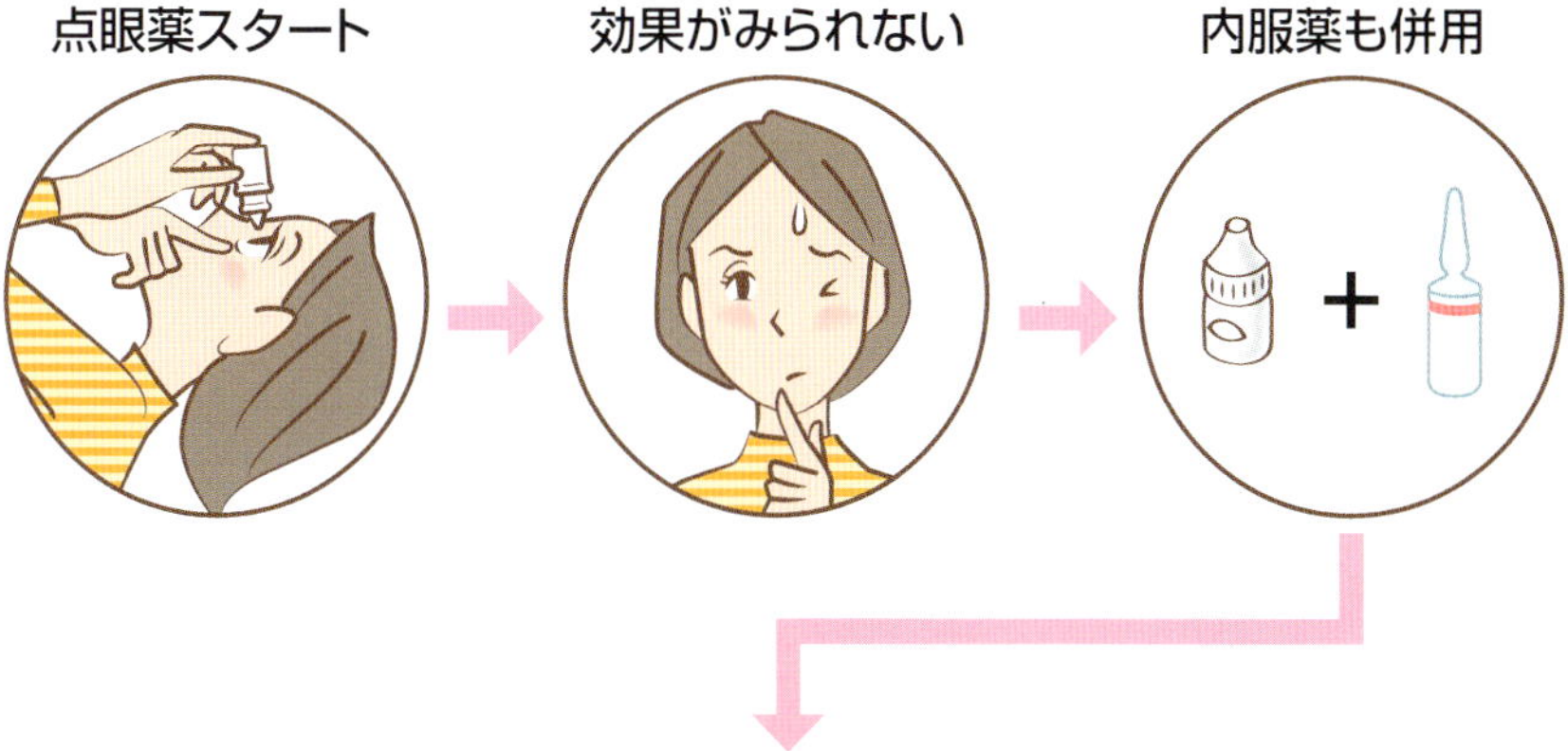

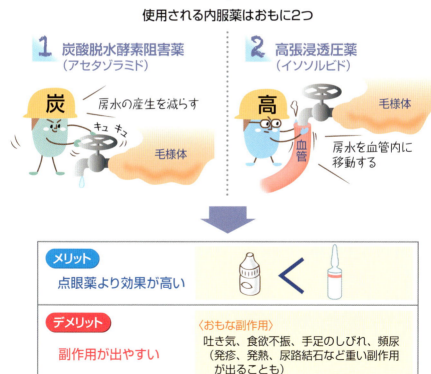

使用される内服薬はおもに2つ

1 炭酸脱水酵素阻害薬
（アセタゾラミド）

2 高張浸透圧薬
（イソソルビド）

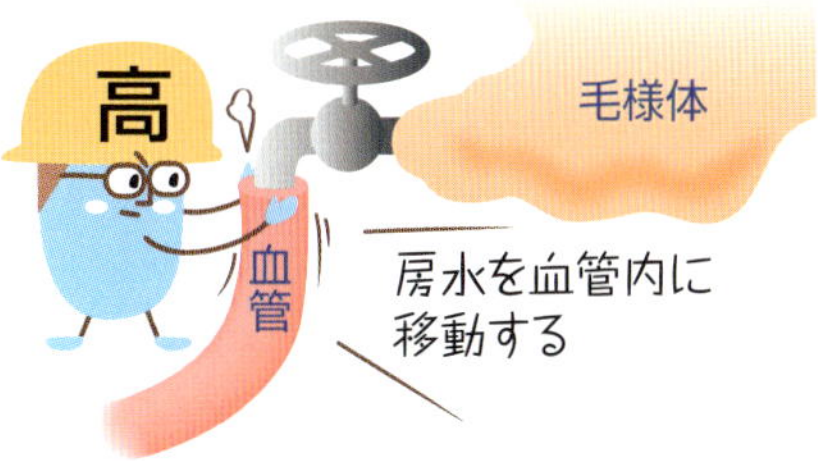

メリット 点眼薬より効果が高い	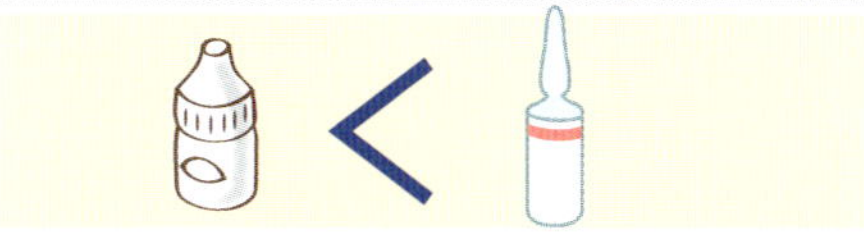
デメリット 副作用が出やすい	〈おもな副作用〉 吐き気、食欲不振、手足のしびれ、頻尿 （発疹、発熱、尿路結石など重い副作用が出ることも）

レーザー治療① 虹彩切開術

緑内障の薬物療法で、十分に眼圧が下がらなかった場合、レーザーによる治療を考えます。

主な緑内障のレーザー治療には、「虹彩切開術」と「線維柱帯形成術（110頁）」の2つがあります。

どちらも、メスの代りにレーザー光線を当てて房水の排出口を治療することで、スムーズな排出を促し、眼圧を下げることを目指すものです。

レーザー虹彩切開術は、虹彩にレーザー光線を照射して、0・1～0・2㎜程度の穴をあけ、新しい房水の排出口を作ります。

レーザー虹彩切開術を行うのは、隅角が狭くなって房水が流れなくなる原発閉塞隅角緑内障、続発閉塞隅角緑内障です。

これは、何らかの理由で虹彩が水晶体にくっついてしまい、房水の流れ道をふさいでしまう〝虹彩ブロック〟を起こし、さらに逃れる場所のない房水の圧で虹彩が押され、隅角も塞がれた〝閉塞隅角〟の状態になり、眼圧が急速に上がってしまうものです。

急性緑内障ですが、短期間に失明する可能性もある、とても危険な状態です。

手術は、点眼麻酔した上で、虹彩にレーザー光線を当てて焼き切り、0・1～0・2㎜程度の穴をあけます。この穴が新しい房水の通り道となって、眼圧を下げることができます。

手術自体は10～20分程度で終わります。患者さんの身体への負担も軽く、日帰り手術も可能です。

急性緑内障は片目に発症しますが、もう片方の目にも予防的にレーザー治療を行うこともあります。

合併症に、虹彩炎や水疱性角膜症*がありますが、それほどリスクは高くありません。

ただ、角膜に濁りのある人では、レーザー光線が虹彩まで届かないため、この治療法を選ぶことができません。

用語解説 水疱性角膜症　角膜が腫れて濁りが生じ、やがて液体が溜まって水疱になる。ひどくなると水疱が破裂したり、視力が低下することもある。

レーザー手術　その1 ― 虹彩切開術

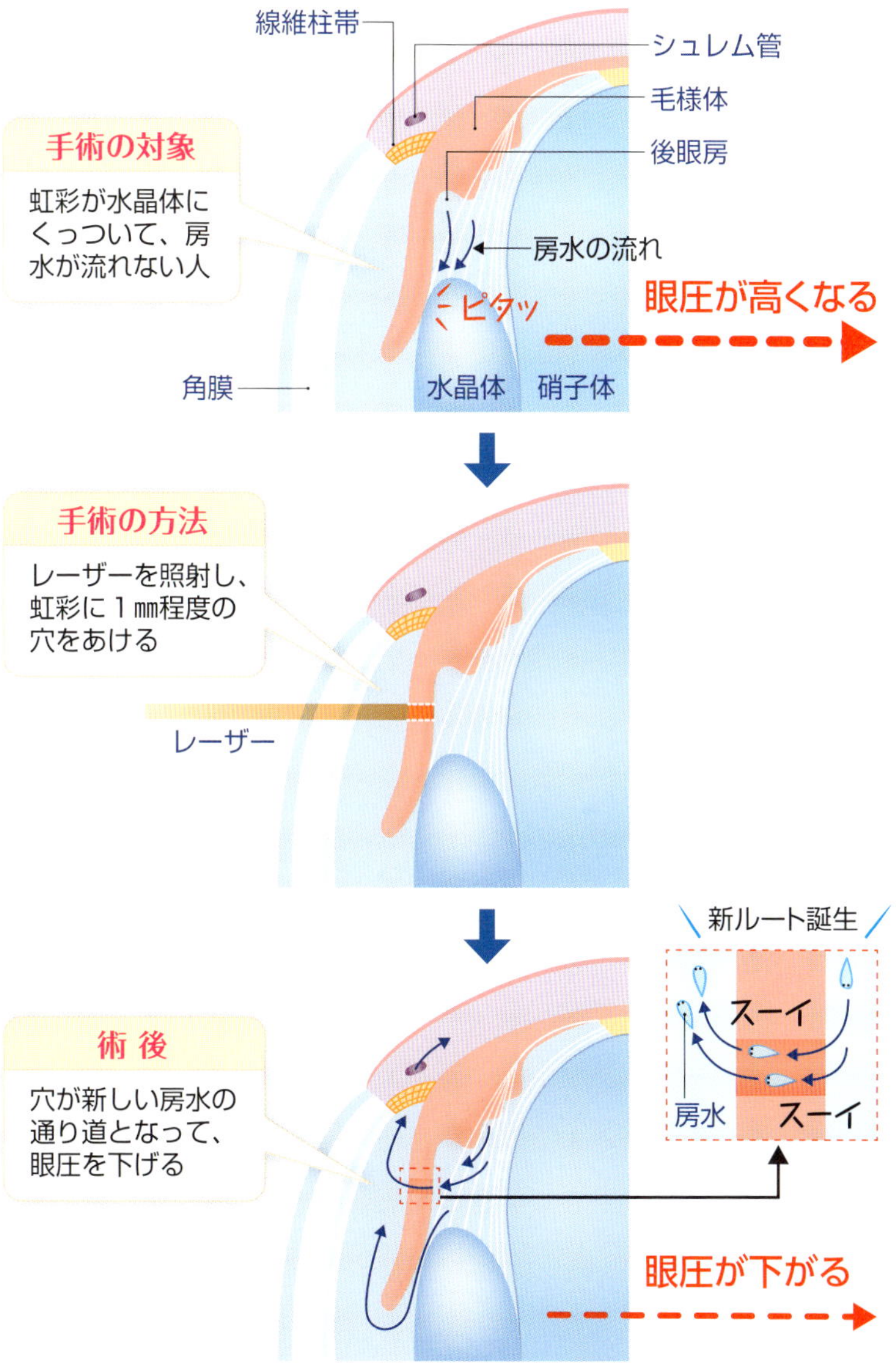

手術時間	10～20分程度

レーザー治療②　線維柱帯形成術

レーザーによる線維柱帯形成術は、原発開放隅角緑内障に使われる手術です。

線維柱帯は、房水の排出口である隅角からシュレム管につながる境目にある網状の組織です。

原発開放隅角緑内障は、隅角は開いていますが、線維柱帯が目詰まりを起こしているために房水の排出がうまくいかず、眼圧が上昇しています。

線維柱帯にレーザー光線を当てると、組織が焼けて萎縮することで穴があき、目詰まりが解消されるのです。房水の通りがスムーズになり、眼圧が下がります。

手術は、点眼麻酔で5～10分程度で終わり、患者さんの身体への負担は軽いです。また、手術の前後には、眼圧をコントロールする薬が使われます。

レーザー線維柱帯形成術は薬物療法で十分な効果が得られなかった人や、点眼薬を複数処方され点眼が負担となった人、点眼薬の副作用に悩まされる人などに選択される術法です。

この術法の優れているところは、患者さんへの負担が軽く、副作用もほとんど出ないことです。ただし、レーザー線維柱帯形成術で眼圧低下の効果があるのは、7割程度の人です。

また、効果があらわれるのに1カ月程度かかることもあり、手術が成功しても、効果は術後1～2年で薄れてしまいます。つまり、数年おきに再手術の必要があるのです。

現在では、低エネルギーのレーザーを使用して、線維柱帯の目詰まりになっている細胞のみ焼き切り、ほかの組織への負担を減らすことで、レーザー治療を繰り返し受けることができるようになっています。

レーザー治療でも眼圧を下げることができない場合は、手術療法を考えます。次項から詳しく取り上げましょう。

レーザー手術　その２— 線維柱帯形成術

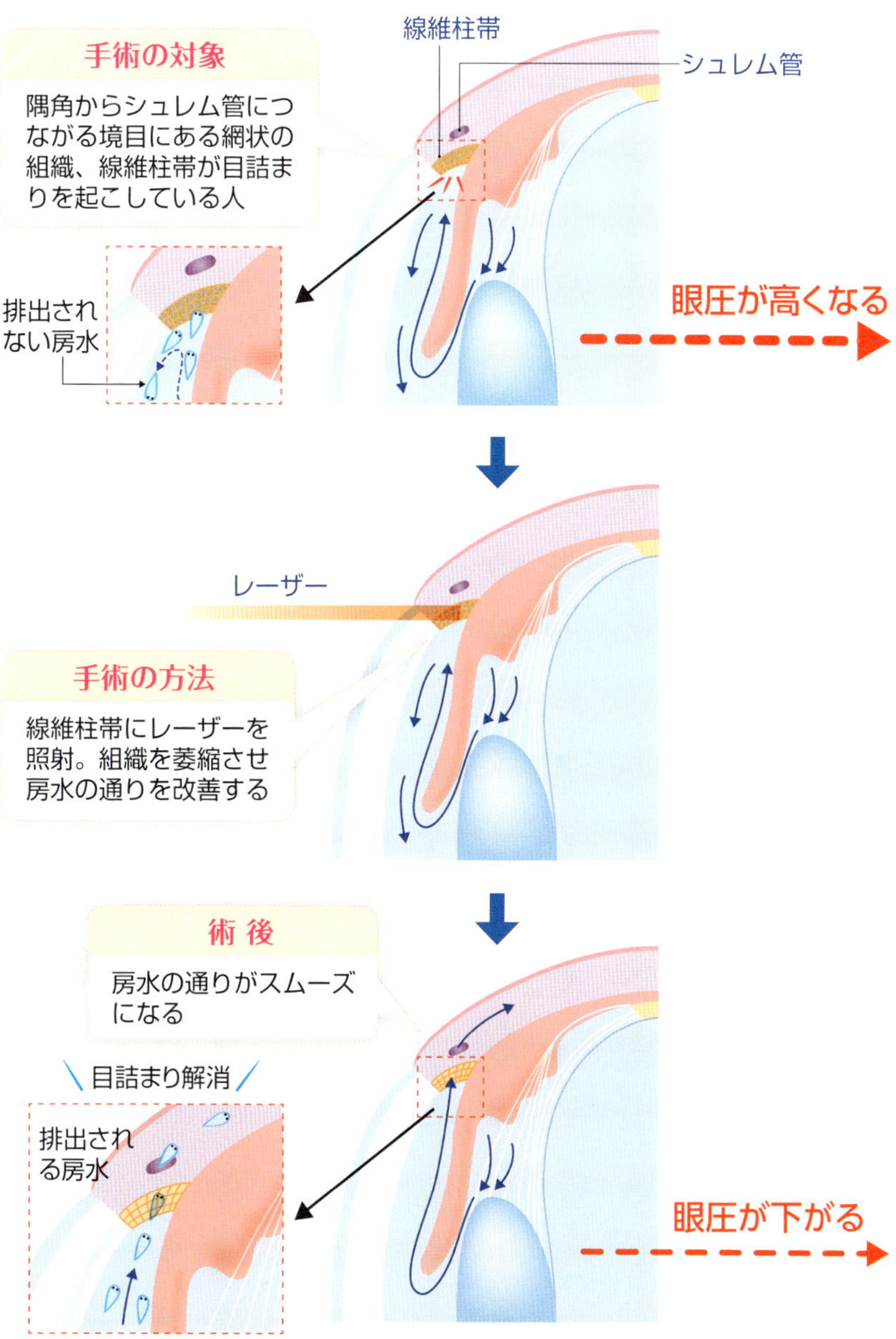

緑内障の外科的手術

房水の流れを改善する

薬物療法やレーザー治療では十分に眼圧が下がらなかったり、処置から時間がたって効果が薄れてきた場合などに、メスを使った外科的手術を行います。

緑内障の主な外科的手術には、「線維柱帯切除術《せんいちゅうたいせつじょじゅつ》」「線維柱帯切開術《せんいちゅうたいせっかいじゅつ》」「隅角癒着解離術《ぐうかくゆちゃくかいりじゅつ》」「毛様体破壊《もうようたいはかい》術《じゅつ》」があります。

●線維柱帯切除術

線維柱帯切除術は、原発開放隅角緑内障をはじめとした緑内障の手術で、最も多く行われています。

強膜と虹彩に小さな穴をあけて、前房と結膜下組織の間に、新たな房水の排出口を作ります。「濾過《ろか》手術」とも呼ばれます。

手術は局所麻酔で行い、手術時間は30~45分程度。強膜などに穴をあけたあとは、穴がふさがらないよう癒着を防ぐ薬剤を塗り、房水の排出量を調節しながら、縫合します。房水は新しく作られた穴から結膜の下に流れ、結膜の毛細血管に吸収されるようになります。感染症などのリスクがあるため、手術後の管理も重要で、入院期間は1週間ほど必要です。

●線維柱帯切開術

線維柱帯切開術は、軽度の原発開放隅角緑内障などで行われます。

目詰まりしている線維柱帯を切開し、シュレム管へ房水が流れるように、房水の排水口を再建する手術です。「流出路手術*」とも呼ばれます。

線維柱帯切開術は、従来はメスで結膜と強膜を切開して排出口を作ったのち、結膜と強膜を縫合していました。この方法では出血があり、また時間の経過とともに排出口が癒着することも多く、近年は低侵襲の手術（113頁）もよく行われています。

用語解説　流出路手術　房水の流れを改善するために、排出口を再建する手術の総称。流出路再建術ともいう。

新しい房水の流れをつくる外科的手術　その1

線維柱帯切除術

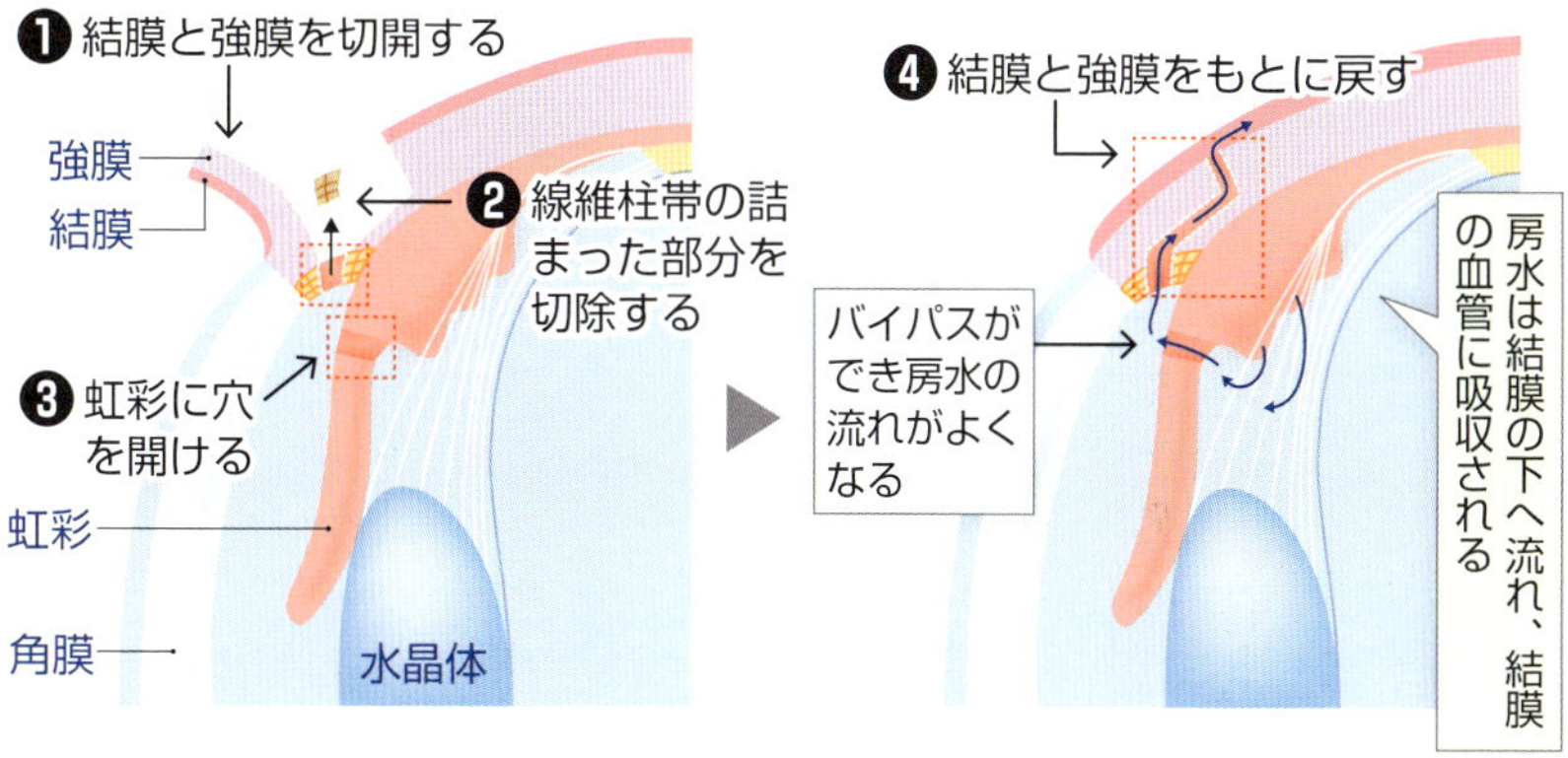

線維柱帯切開術

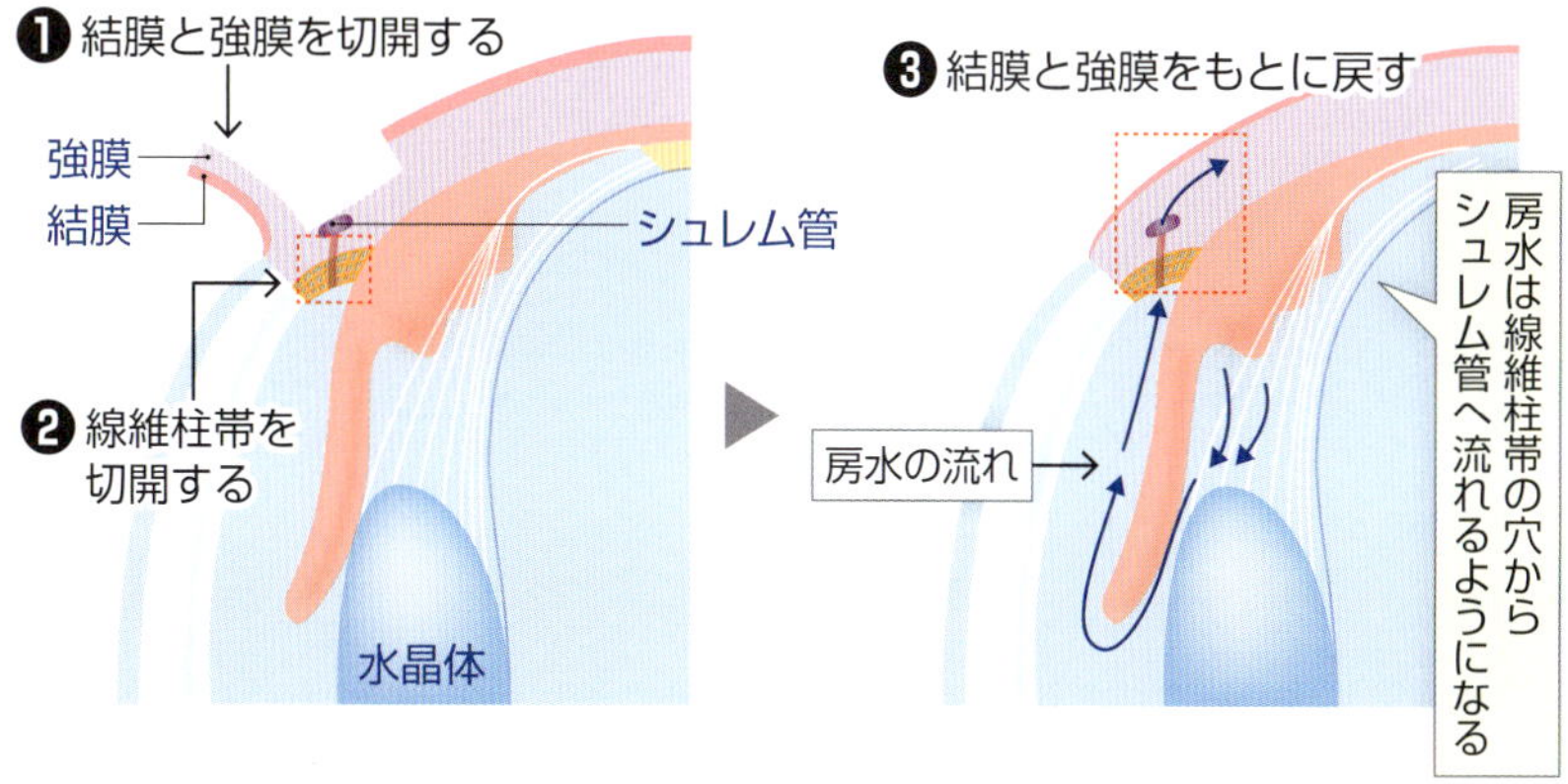

低侵襲緑内障手術

近年は、シュレム管内に細い金属棒を挿入して線維柱帯を電気的に焼灼して排出口を作る、新しい方法も行われている

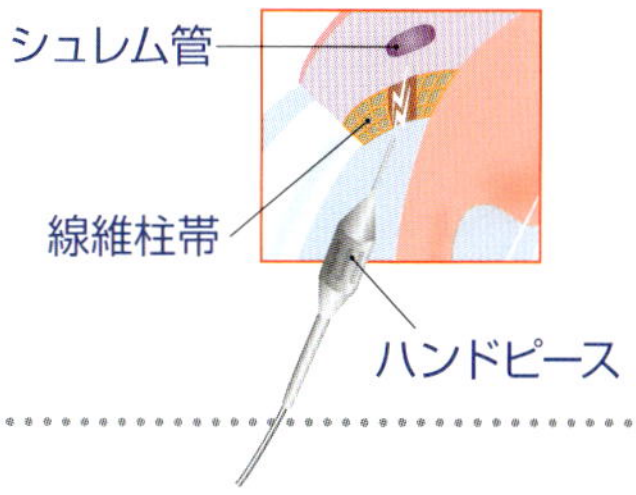

●隅角癒着解離術

隅角癒着解離術は、虹彩が隅角に癒着してしまっているタイプの原発閉塞隅角緑内障に行われます。虹彩が癒着していることで、シュレム管へ房水が流れなくなっている状態を、虹彩を線維柱帯からはがすことで、排出口を作るのです。

手術は点眼麻酔と注射による局所麻酔で行います。隅角癒着解離針という特殊な針を角膜から入れ、虹彩を剥がします。隅角が開くことで、房水が線維柱帯をスムーズに通るようになります。

隅角癒着解離術は、白内障の水晶体再建術と同時に行うことも多いです。

手術時間は、1時間~90分ほど。手術後は、しばらく眼圧が安定しません。

隅角癒着解離術は、虹彩が隅角に癒着してからある程度の期間が過ぎていると、選択できません。

また、房水の排出がどの程度改善されるかは、手術後でなければわからず、効果も限定的だとされています。

●毛様体破壊術

毛様体破壊術は、薬物療法やほかの緑内障の手術では眼圧が下がらない、難しい緑内障で行われます。房水を産生している毛様体をレーザー光線や冷凍凝固装置で破壊し、房水の量を減らすことで眼圧を下げます。

手術は局所麻酔を行ったのち、レーザー光線や冷凍凝固装置を使って毛様体を破壊します。それぞれ「毛様体光凝固術」「毛様体冷凍凝固術」と呼ばれることもあります。

毛様体が破壊された範囲により房水の産生が抑えられますが、効果の程度には個人差があるので、少しずつ破壊して効果を確認する必要があります。そのため、手術は数回行う必要があります。

また、手術後に眼球に強い痛みがあり、虹彩毛様体炎*や視力低下などの合併症が出ることもあるので、あまり選択されません。

用語解説 虹彩毛様体炎　眼球の虹彩と毛様体に起きる炎症。瞳孔周辺に炎症が起きるため、視力障害や、最悪の場合は失明につながることもある。

新しい房水の流れをつくる外科的手術　その2

隅角癒着解離術

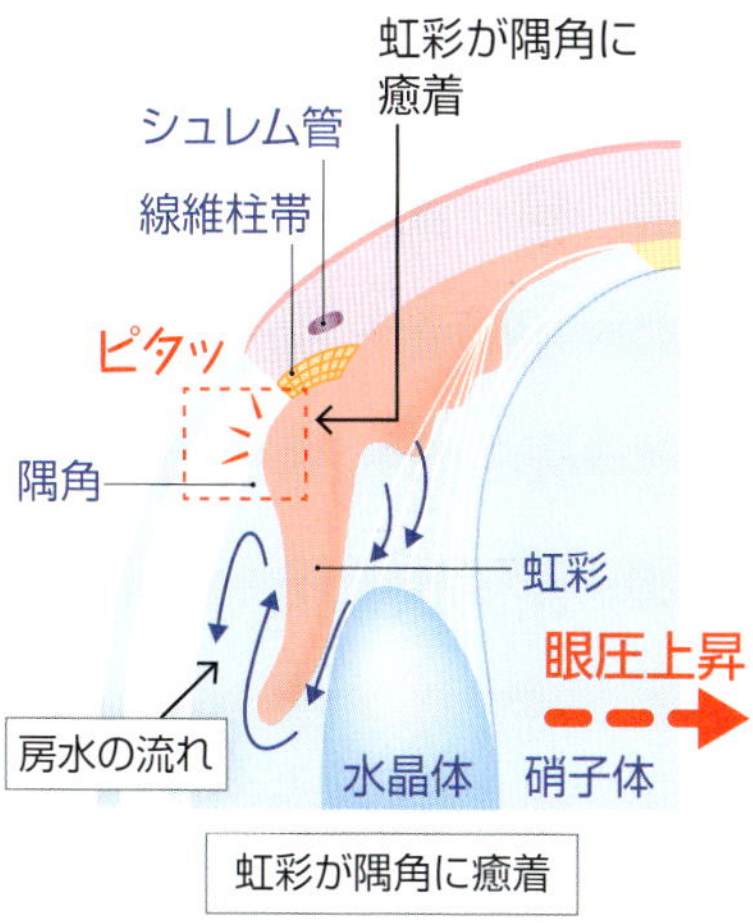

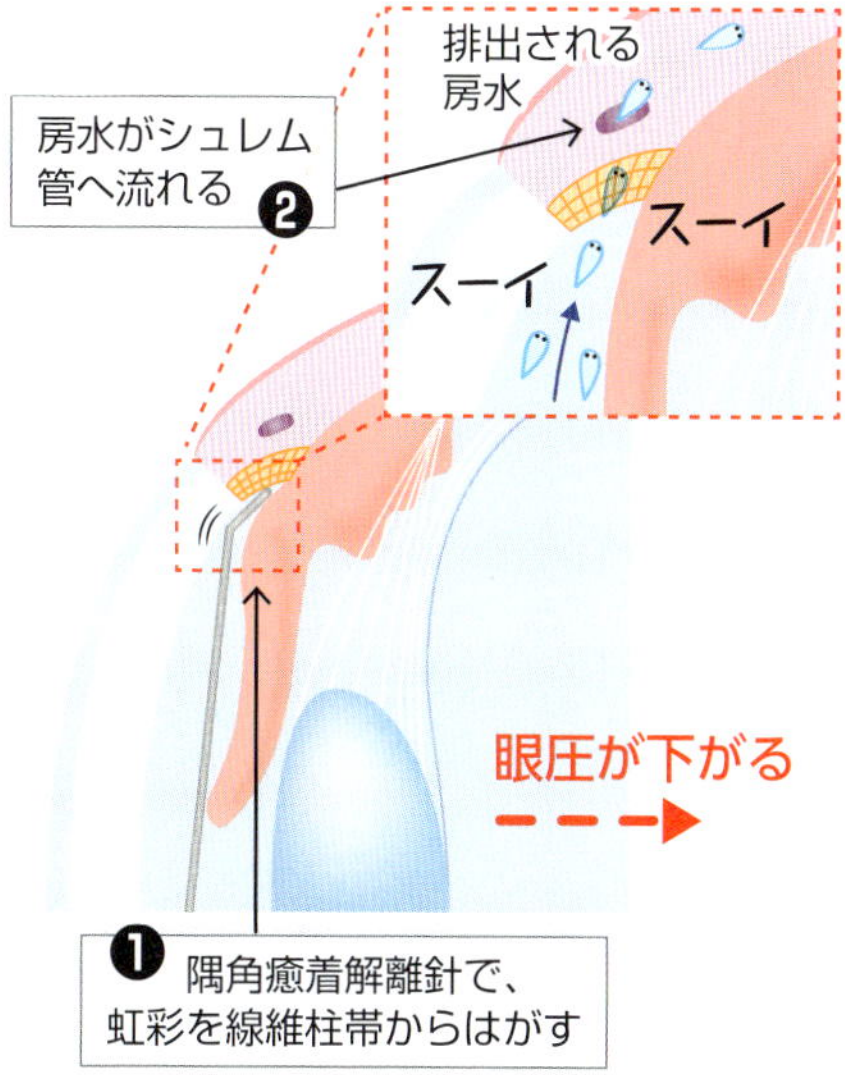

毛様体破壊術

ほかの治療法では効果がなかったり、とにかく眼圧を下げたい場合に行う治療

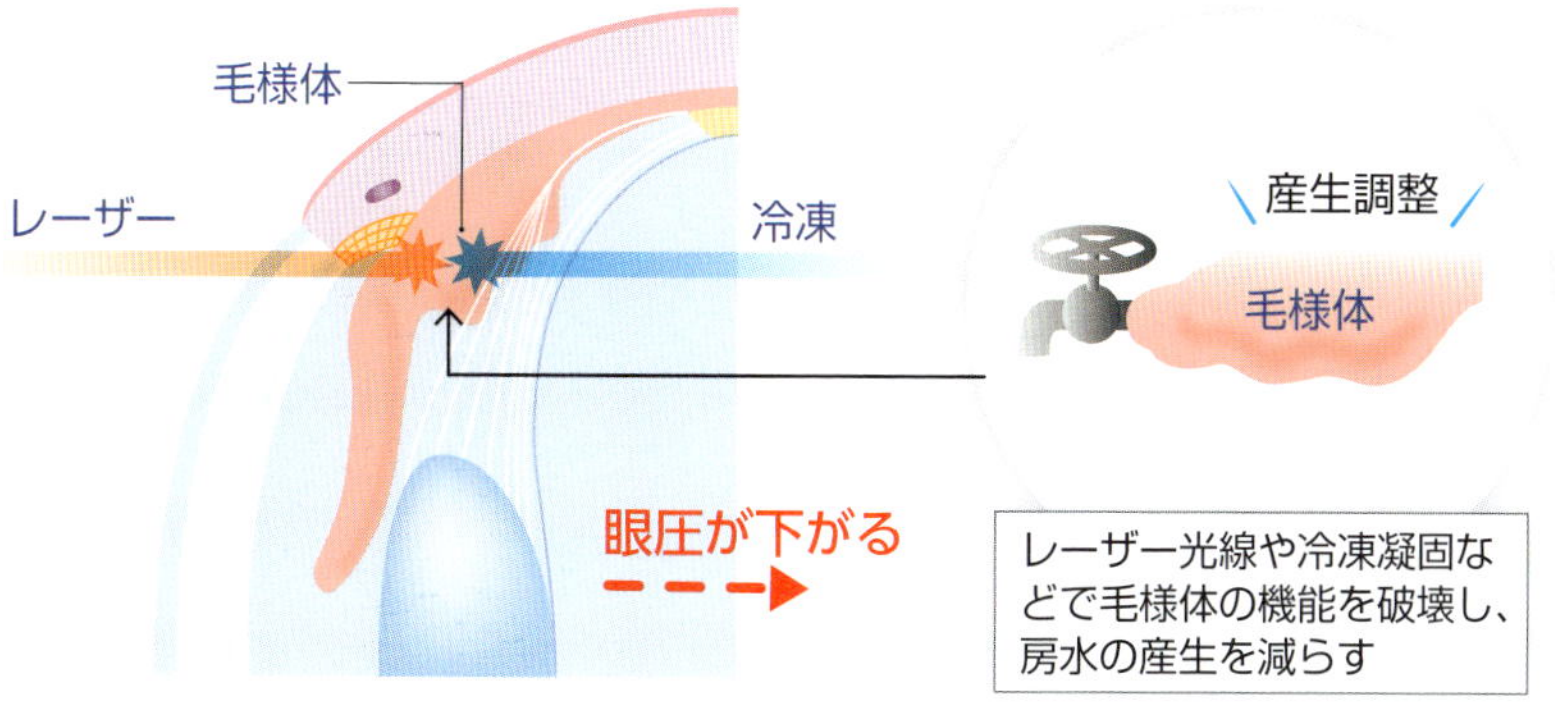

眼圧を下げる効果を持続するインプラント手術

チューブシャント手術

緑内障にはさまざまな手術療法がありますが、時間の経過とともに効果が薄れたり、排出口が塞がってしまう可能性があることが欠点でした。

どれもが目を切るなど、〝傷〟により房水の流れ道を作るものなので、身体はそれを癒そうとするからです。もちろん、薬剤を使用するなどの対抗策を取りますが、それでも万全ではありません。

また、手術後にどの程度房水をコントロールできるかということが確実ではなかったり、手術を重ねて調整する必要があるケースもありました。

それらを解決できるのが、「チューブシャント手術」です。

チューブシャント手術とは、緑内障のインプラント手術です。インプラントとは、〝異物を差し込む〟という意味で、緑内障のインプラント手術では、樹脂製や金属製のチューブを目に取り付けることで、房水の通り道を新たに作ります。

「エクスプレス®」という金属製のチューブのみを挿入する方法と、「バルベルト®」というシリコーン製のプレート*についたチューブを挿入する方法があります。

前者は、強膜に金属製のミニチューブを挿入して、房水の通り道とします。房水は、結膜の下に流れ、結膜の毛細血管に吸収されます。

プレート付きチューブを使う方法は、結膜を切開してプレートとロングチューブを挿入します。チューブを通った房水はプレート内に溜まり、やがて周囲の組織に吸収されます。

次項では、チューブシャント手術のメリット・デメリットを整理します。

用語解説 プレート　緑内障のインプラント手術で目に挿入する医療器具の板状のパーツ。房水はチューブからプレートまで流れてきて、ほかの組織に吸収される。

チューブシャント手術

目にチューブを挿入して、房水の排出口をつくるインプラント手術には2つの方法がある

1 エクスプレス®手術

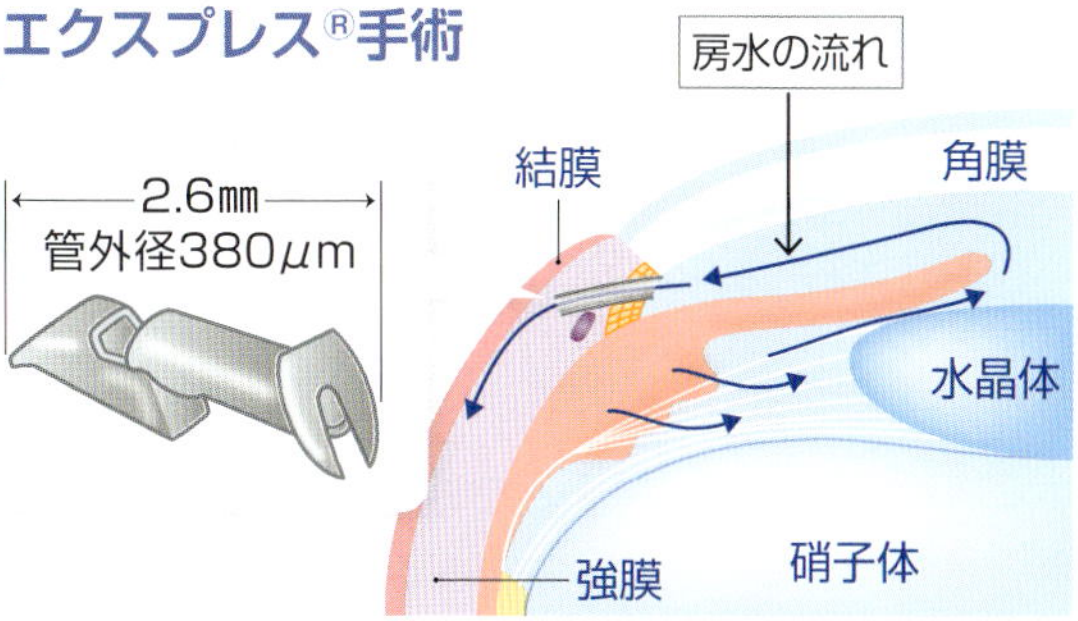

金属製のミニチューブ。房水は結膜の下を流れ、結膜の毛細血管に吸収される

2 バルベルト®手術

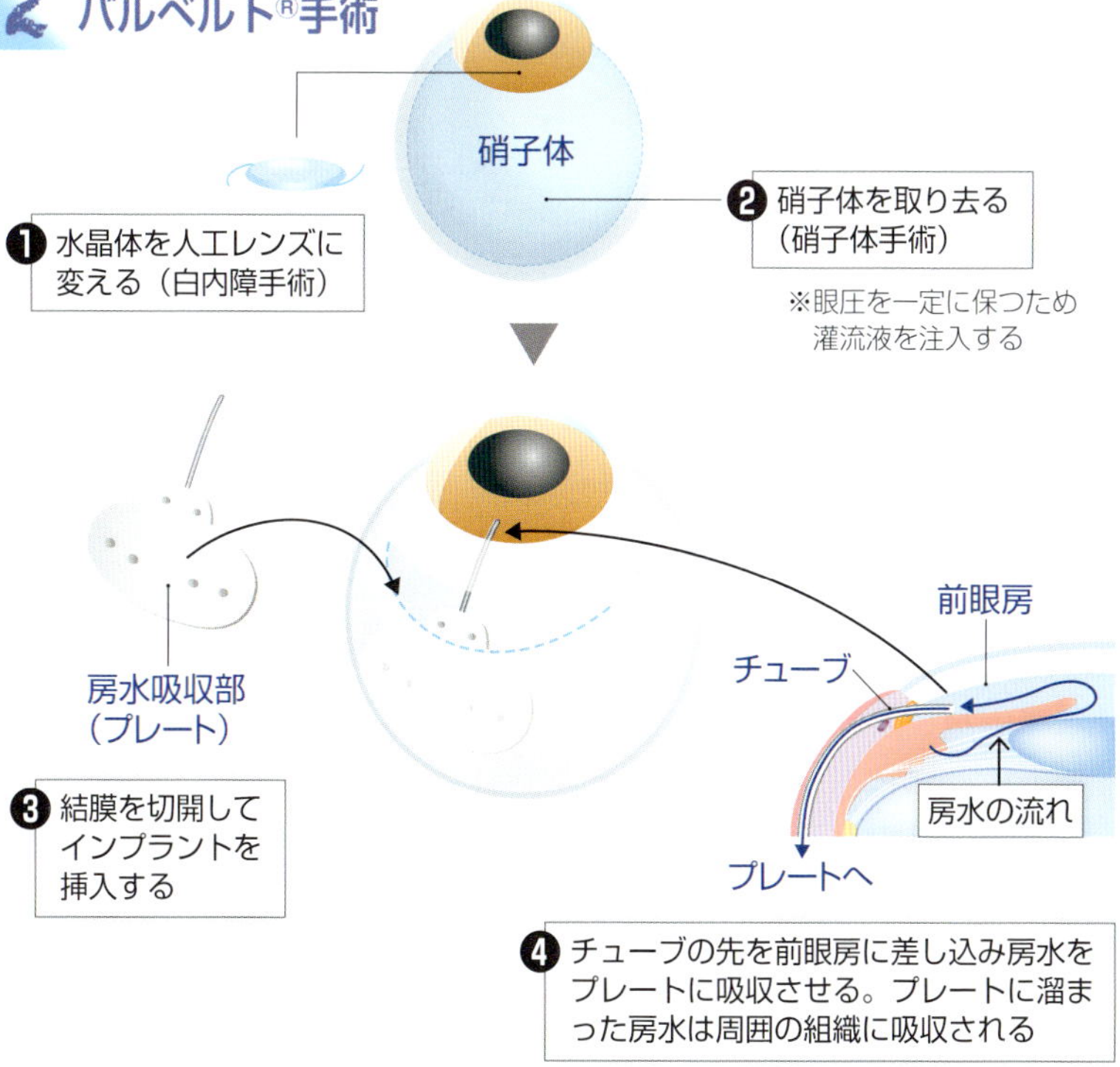

インプラント手術のメリット・デメリット

薬物療法やレーザー治療では十分な効果が上がらなかった場合、通常は手術療法を選択します。

しかし、最もよく行われる線維柱帯切除術を受けても効果が出ないケースや、手術を繰り返して処置ができる場所がなくなってしまう患者さんもいるのです。

そういった人に、失明を避けるための選択肢として、緑内障のインプラント手術（チューブシャント手術）は、意味のあるものです。

インプラント手術のメリットは、医療器具であるチューブを挿入することで、確実な房水の排出路を作れることです。房水の排出が過剰になり眼圧が下がり過ぎるリスクも低いです。

強膜に、「エクスプレス®」という金属製のチューブを挿入する手術は、基本的に線維柱帯切除術と同様の効果を期待できるのですが、結膜と強膜をはがしたり、虹彩に穴をあける必要がないため、出血がないのがメリットです。

閉塞隅角緑内障やぶどう膜炎*、金属アレルギーの人は、選択できません。

シリコーン製のプレートについたチューブ「バルベルト®」を挿入する方法では、硝子体手術を同時に行わなくてはなりません。これは、眼球内腔の硝子体をすべて取り去り、水晶体を人工レンズに取り替えます。硝子体はゼリー状の物質なため、チューブを詰まらせてしまう怖れがあるためです。

また、インプラント手術は、医療器具とはいえ、身体にとっては異物を挿入することになります。感染症や器具の位置のズレなどのリスクはあります。

インプラント手術は、眼圧を下げるための手術であり、目の〝見る機能〟を回復するものではありません。現状の見え方をキープするための手段であることは、ほかの緑内障の治療と同様なのです。

次項は、術後に気をつけたいことを説明します。

用語解説 ぶどう膜炎　虹彩、毛様体、脈絡膜をぶどう膜と呼ぶが、ここで起きる炎症の総称。細菌・ウイルスへの感染のほか、リウマチなどの病気でも起きる。

チューブシャント手術のメリット、デメリット

インプラント手術は主治医とよく相談してから

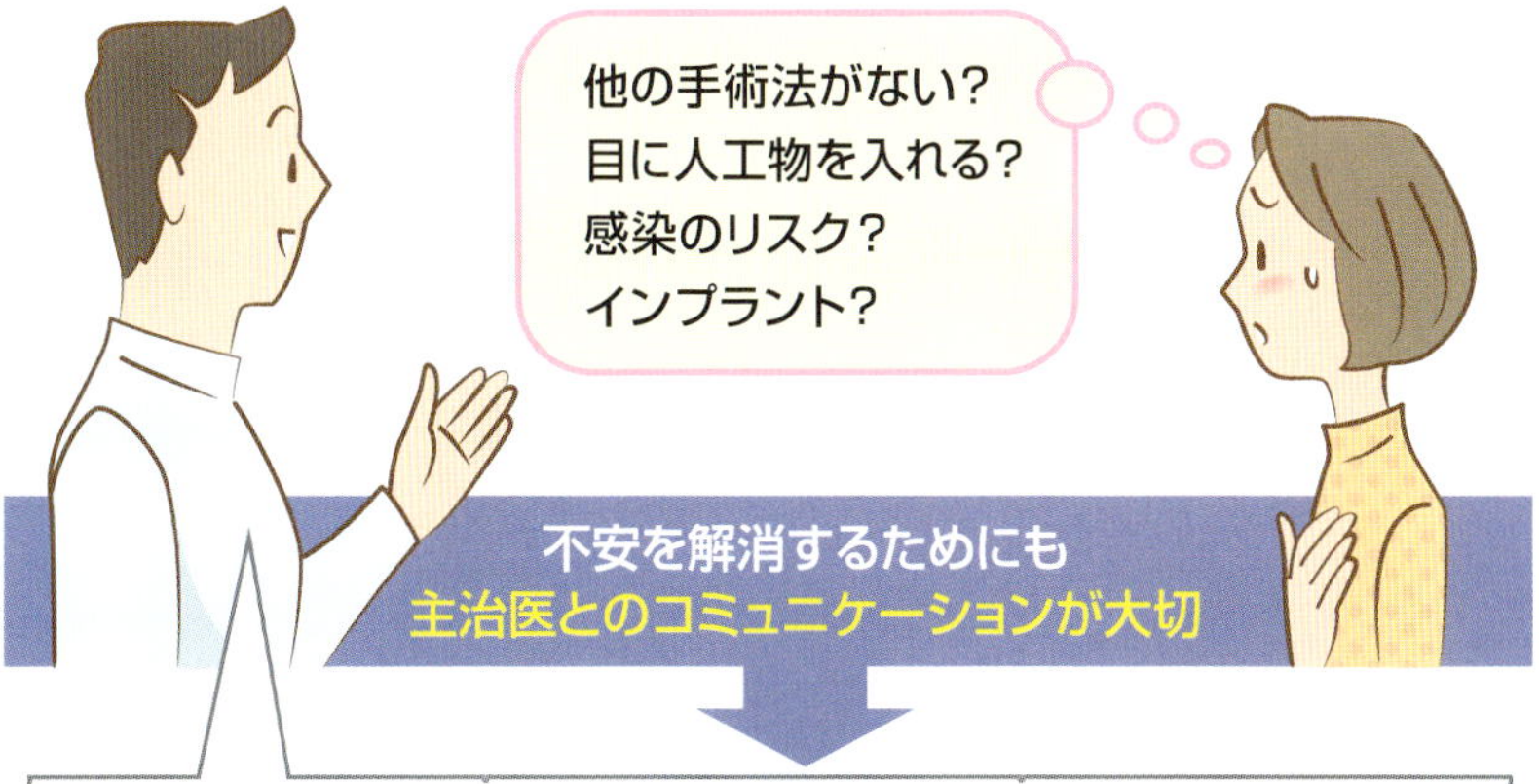

	メリット	デメリット
エクスプレス® 手術の場合 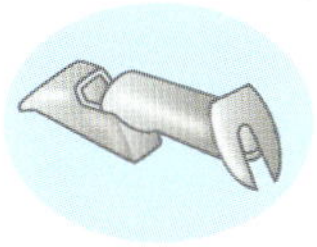	線維柱帯切除術と同じ効果が期待できる。結膜、強膜をはがしたり虹彩に穴をあける必要がない	閉塞隅角緑内障やふどう膜炎、金属アレルギーの人は選択できない
バルベルト® 手術の場合 	●房水の排出量が一定に保たれる ●人工弁がついているタイプのものは、眼圧に合わせて排出量が調整できる ●低眼圧が防げる	水晶体手術と硝子体手術をしなければならない。 チューブが詰まる恐れがある

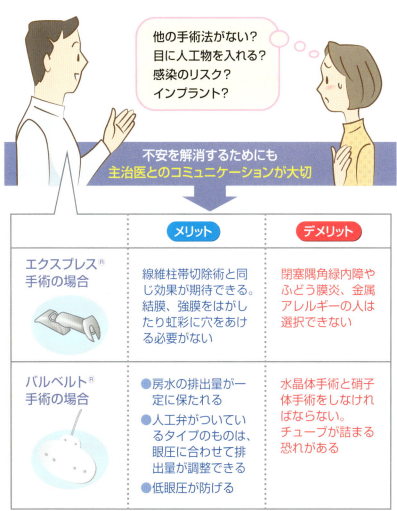

インプラント手術は、眼圧を下げるための手術であり、〝見る機能〟を回復するものではない

術後に気をつけたいこと

日常生活で注意すること

どんな手術であっても、身体への負担はゼロではなく、術後の生活には注意が必要です。

まず大切なのは、緑内障が手術によって根治するというわけではないことを心に留めておくことです。

手術をしても、眼圧がなかなか安定しなかったり、目標眼圧まで下がらないこともあります。また、眼圧がうまく下がったとしても、長期間のうちに再び上昇することもあります。

定期的に検診を受け、変化があったときにすみやかに対応できるようにする必要があります。

術後も点眼薬の処方を受けている場合は、必ず点眼しましょう。

忘れてはならないのは、緑内障に完治はなく、一生治療し続ける必要があるということです。

緑内障の治療は、10年、20年の単位で行われますが、その間に健康状態が変化することもあるでしょう。ほかの病気で通院し始めたり、薬の処方を受けた場合は、必ず主治医に伝えましょう。

日常生活でも、注意したいことはあります。緑内障に特別な禁止事項はないのですが、健康的な生活を心がけましょう。

適度に身体を動かし、疲れたら休息を取る。目に過剰な負担がかからないようにし、ストレスがあるときは気分転換をはかり、リラックスすることです。

ただし、喫煙や度を越した飲酒は厳禁です。

また、長時間うつむき姿勢を取ったり、大量の水を一気に飲むと、眼圧が上がりやすいとされているので、注意しましょう。

次項は、合併症について説明します。

術後、日常生活で注意するポイントは？

●感染症に注意する（122頁参照）

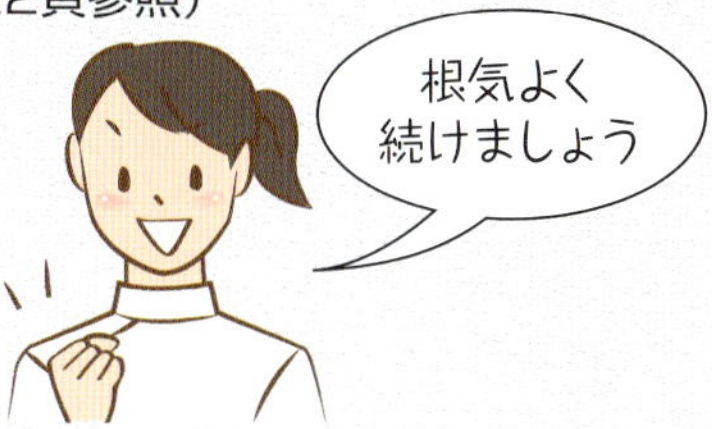

●緑内障の治療は
一生続くと心がける

●健康状態・服薬の変化 → 何かあったら、主治医に伝える

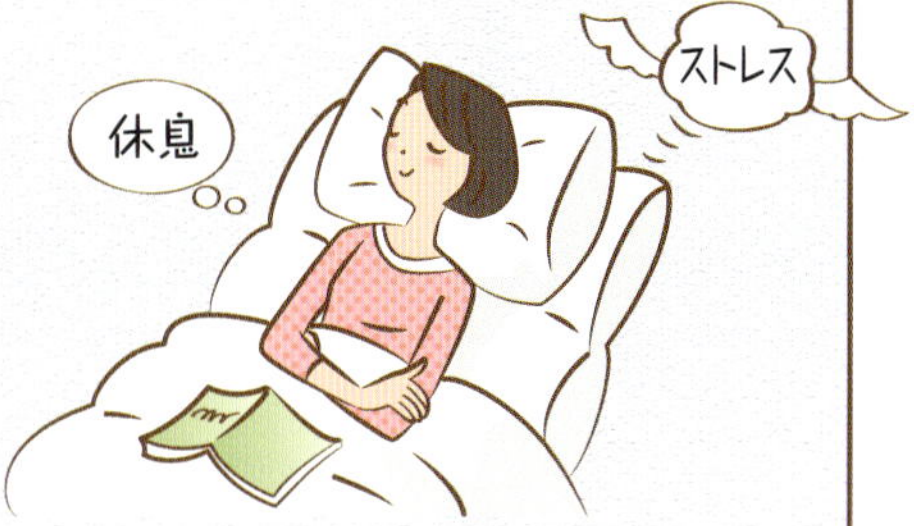

●日常生活
・適度に身体を動かす
・適度な休息を
・目を使い過ぎない
・ストレスを溜めない

●喫煙や度を越した飲酒

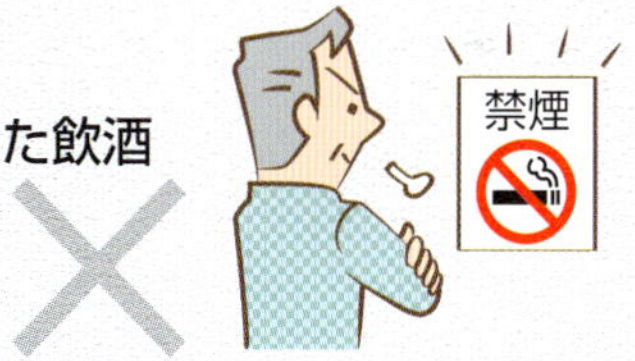

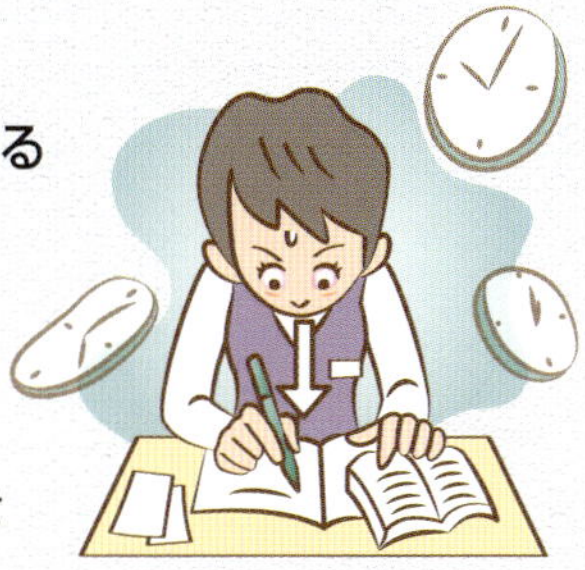

●眼圧が上がりやすい行動を避ける
×長時間のうつむき姿勢
×大量の水を一気に飲む
×ひどく興奮
×カフェインの取りすぎ
（エナジードリンクやコーヒーを
大量に飲む）
×首回りを締める（ネクタイ、ワイシャツなど）

術後の合併症にも注意が必要

手術を受けた後は、合併症への注意も必要です。緑内障の手術では、比較的合併症のリスクは低いとされています。

しかし、身体に傷をつけるのですから、可能性はゼロではありません。日帰り手術だったとしても、医師の指示はきちんと守り、しばらくは身体に余計な負担をかけないようにする必要があります。

比較的多いのが、手術後に白目などが赤くなることです。目の表面に出血しているもので、たいていは数日で吸収され、心配はありません。

術後ではありませんが、手術中に大量に出血する駆出性《くしゅっせい》出血がまれに起きることがあり、失明のリスクもある重篤な合併症です。

最も注意すべき合併症は、細菌感染です。

術後は、体力的にも抵抗力が落ちていることが多く、目を不潔にしないよう気をつける必要があります。

術後の細菌感染は、すぐに起きるだけでなく、1カ月～数年たってから起きる場合があります。晩期感染症といいます。症状が悪化すれば、視力障害につながる可能性もあります。

手術後の洗顔などについての指示を受けた場合、必ず守りましょう。一般的に1週間ほどは目に水がかからないようにします。日常生活を送れるようになってからも、目をこすったり不潔にならないよう、ある程度管理をしていく必要があります。

また、手術は眼圧を下げるために行うのですが、眼圧が下がりすぎてもよくありません。*脈絡膜剥離《みゃくらくまくはくり》や*低眼圧黄斑症《ていがんあつおうはんしょう》などの合併症を引き起こす怖れがあるのです。

いずれにせよ、何か違和感を覚えたら、主治医に相談することが大切です。

次のコラムで、視覚障害者が受けられるサービスについて説明します。

用語解説　脈絡膜剥離　低眼圧のために血のめぐりが悪くなり、網膜と強膜との間にある脈絡膜が腫れて変形し、網膜や硝子体を圧迫する。　低眼圧黄斑症　脈絡膜剥離によって押された網膜や硝子体が変形して、黄斑部を取り囲み、その機能を失わせる。

術後の違和感はすぐに主治医に相談を

緑内障の手術は比較的合併症のリスクが低いとされている。しかし、可能性はゼロではない

注意すべき合併症は……

合併症

目の出血

目の表面の出血。たいていは数日で吸収される

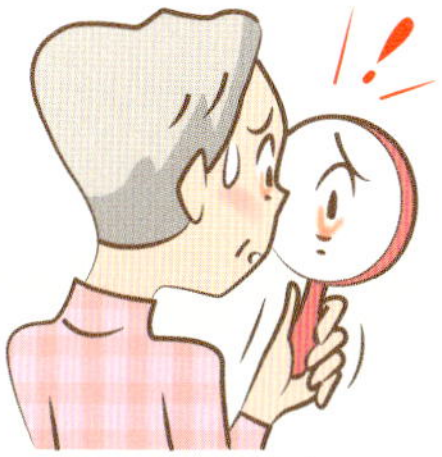

※術後ではないが、手術中に大量に出血する駆出性出血がまれに起きることがある

低眼圧

眼圧が下がりすぎると脈絡膜剥離や低眼圧黄斑症などを引き起こす可能性も…

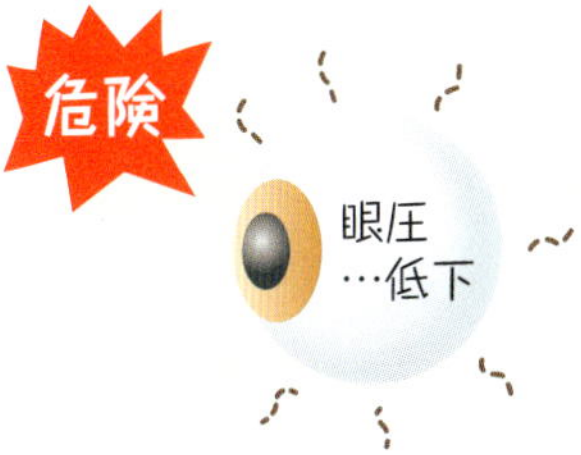

細菌感染

最も注意すべき合併症。目を清潔に保つことが予防につながる

注意 晩期感染症

術後1カ月～数年たってから起きる感染症。悪化すると視力障害につながる可能性も！！

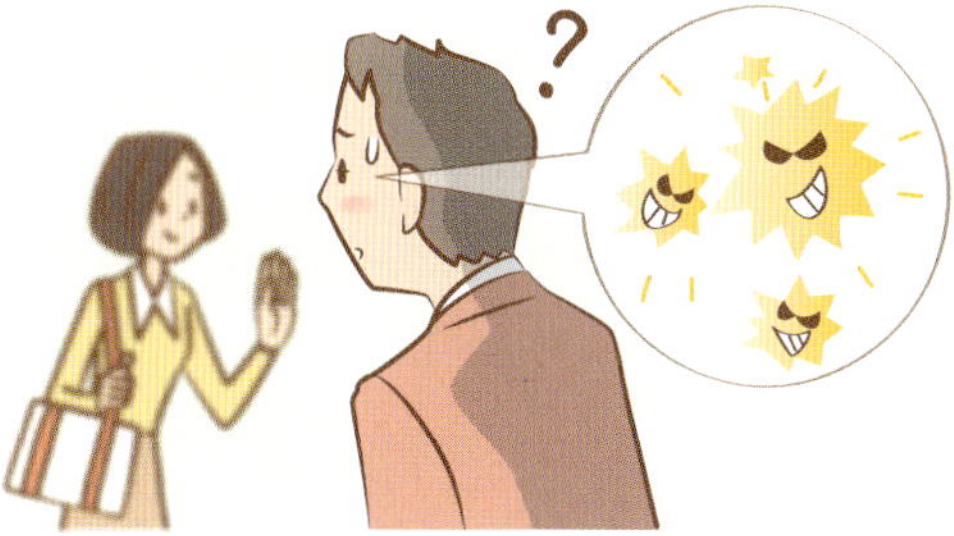

column

視覚障害者が受けられるサービス

残念なことに、緑内障の患者さんのなかには、どんなに手をつくしても進行を止められず、失明したり、見え方が非常に悪くなってしまう人もいます。

その場合、視覚障害者として各市区町村役場で申請して、障害者手帳の交付を受けると、さまざまなサービスが受けられるようになります。

障害程度等級は、視力と視野の広さを基準に1級～6級まで定められており、それぞれ受けられる障害年金やサービスが異なります。

経済的支援としては、医療費助成や、障害基礎年金や障害年金などによる所得保障、障害者控除による市民税や住民税の減免、視覚障害者用郵便物の無料制度や放送受信料の減免などがあります。

また、白杖や視覚障害者用ワードプロセッサーなどの福祉用具の支給・貸与もあります。

ほかに、居宅介護や中途失明者緊急生活訓練、点字・ワープロ講習会のような生活支援や、お出かけ支援などもあります。

サービス内容や受けたい場合の相談窓口はそれぞれ違いますが、日本眼科医会のＨＰ(http://www.gankaikai.or.jp/health/47/09.html)で紹介しています。

また各都道府県の盲人協会などでは、相談や訓練事業を行っています。

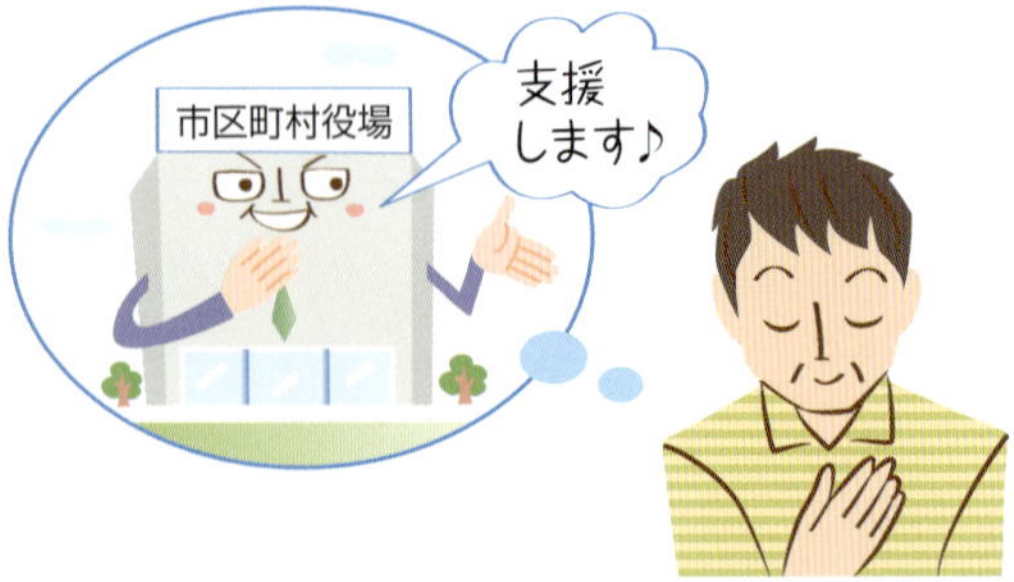

第4章

目を大切にしてクリアな視界で生活する

毎日欠かさず働いている目。少しの工夫で、その負担を減らすことができます。目に優しい生活を送ることで、いつまでもクリアな視界を守りましょう。

眼鏡、コンタクトレンズを正しく使う

眼鏡、コンタクトレンズで目を傷めることも

朝起きてから夜寝るまで、私たちはさまざまな環境で、いろいろな物を見ています。視覚情報に頼ることの多い現代生活では、目の負担は大きくなりがちです。そうした中、眼鏡やコンタクトレンズを使う人も増えています。

ファッション性の高いフレームの眼鏡や、カラーコンタクトレンズ・黒目強調コンタクトレンズなど、おしゃれを意識して使用する人もいて、眼鏡やコンタクトレンズのイメージも大きく変わりました。

しかし、忘れてはならないのは、眼鏡やコンタクトレンズは医療器具だということです。

眼鏡やコンタクトレンズは、正しい使い方をしなければ、最悪の場合、目の健康を損なうおそれがあるものなのです。

ひどい肩こりや眼精疲労などの不調に悩まされていた人が、眼鏡を替えたところ解決した、ということもあるのです。

少しでも合っていない眼鏡やコンタクトレンズを使っていると、目に負担がかかります。その結果、眼精疲労や肩こりのほか、頭の重い感じや頭痛、目の炎症などにつながることもあります。

特にコンタクトレンズは、目の中に直接入れて使う医療器具です。装着や脱着の際や使用後の手入れなど、細心の注意が必要です。

不適切な使い方をしていれば、角膜びらん、角膜浸潤、角膜の潰瘍など、重篤な病気を引き起こす可能性もあるのです。

次項では、白内障・緑内障の人が眼鏡やコンタクトレンズを作るときの注意点を説明しましょう。

眼鏡やコンタクトレンズは医療器具だと心得る

眼鏡やコンタクトレンズは、正しい選び方・使い方をしなければ目の健康を損なうおそれがある

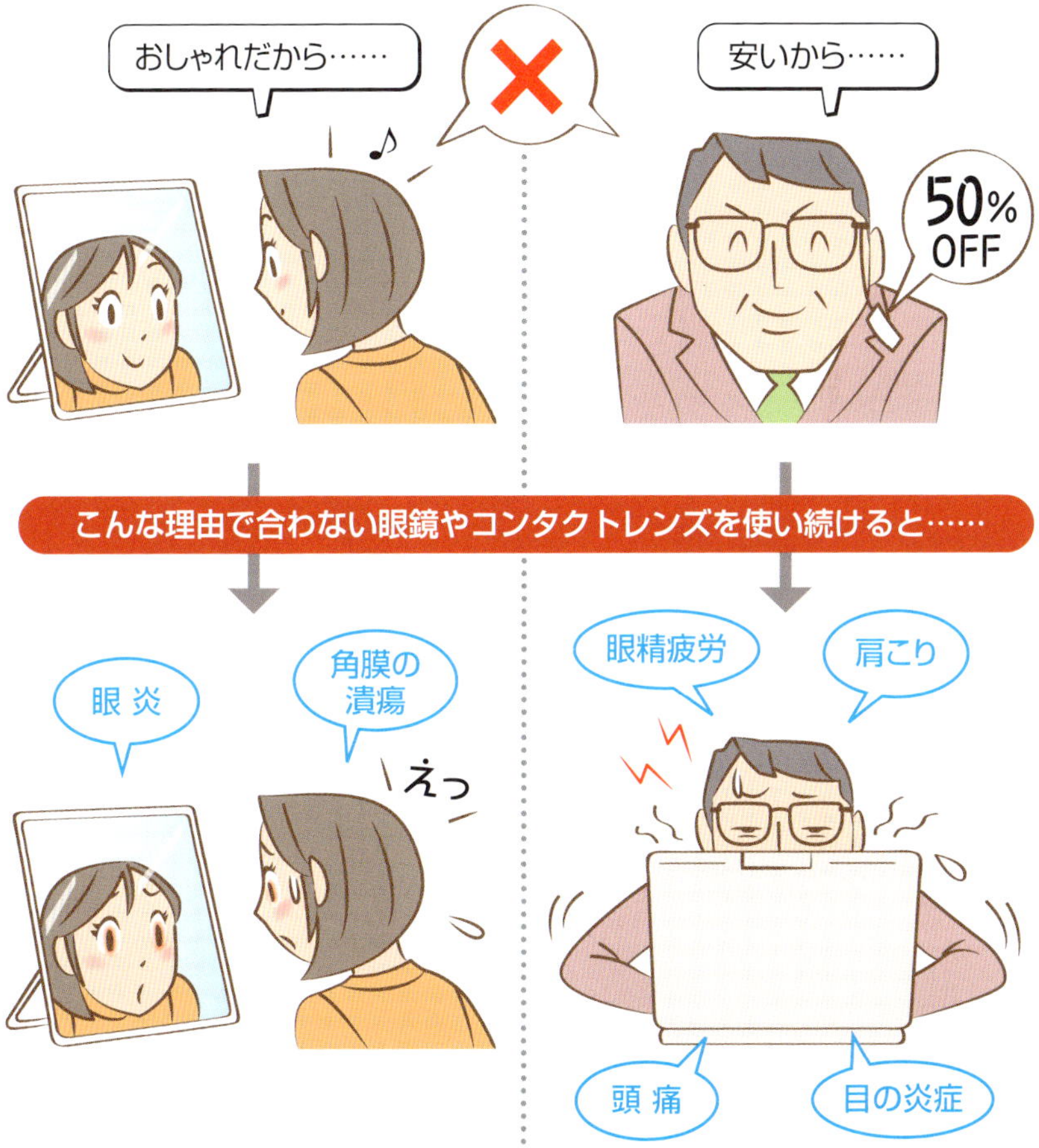
おしゃれだから……
安いから……
50% OFF
こんな理由で合わない眼鏡やコンタクトレンズを使い続けると……
眼炎
角膜の潰瘍
えっ
眼精疲労
肩こり
頭痛
目の炎症

合っていない眼鏡、コンタクトレンズを使い続けると、目に負担をかけ重篤な病気を引き起こすことも！！

白内障・緑内障の人は作る前に必ず眼科で受診を

白内障や緑内障の患者さんは、見え方に不安を抱えています。また、年齢的にも老眼が進行しているなど、目のトラブルが増えてきます。

眼鏡やコンタクトレンズが必要になったり、買い替えたりする機会も多いことでしょう。

その際は、必ず眼科を受診しましょう。

白内障の患者さんは、手術を受けた後に視力調整のための眼鏡等が必要になります。

緑内障は、必ずしもコンタクトレンズが使えなくなるわけではありません。ただし、目への負担を軽くすることを考えると、装用時間や回数を減らした方がよいでしょう。

また、症状や治療によってはコンタクトレンズを使えなくなったり、点眼薬の点眼からコンタクトレンズの装用まで時間をあける必要があるなど、注意が必要なこともあります。医師とよく相談したうえで、種類など選ぶ必要があります。

そして、眼科を受診する際にも、注意は必要です。

例えば、仕事帰りなど、目が疲れているときや体調が悪いときは、正しい目の状態を把握できません。できれば午前中の、まだ目をあまり使ってないときに、受診しましょう。

また、診察では、自分がどんな見え方を必要としているのか、医師に伝える必要があります。

仕事が事務など手元での作業が多い場合と、車の運転で遠くまで見る必要がある場合では、適切な矯正視力は違うからです。

度が合っていない眼鏡やコンタクトレンズでは、目が疲れやすくなり、トラブルのもととなりかねません。

作ったあとも、最低でも年に1度は検査を受けて、度が合っているか、目に異常がないか調べるようにします。

受診のときの心構え

眼鏡、コンタクトレンズは作る前に眼科で必ず検査をして、医師とよく相談しよう

眼科受診2つのポイント

1 受診のタイミング

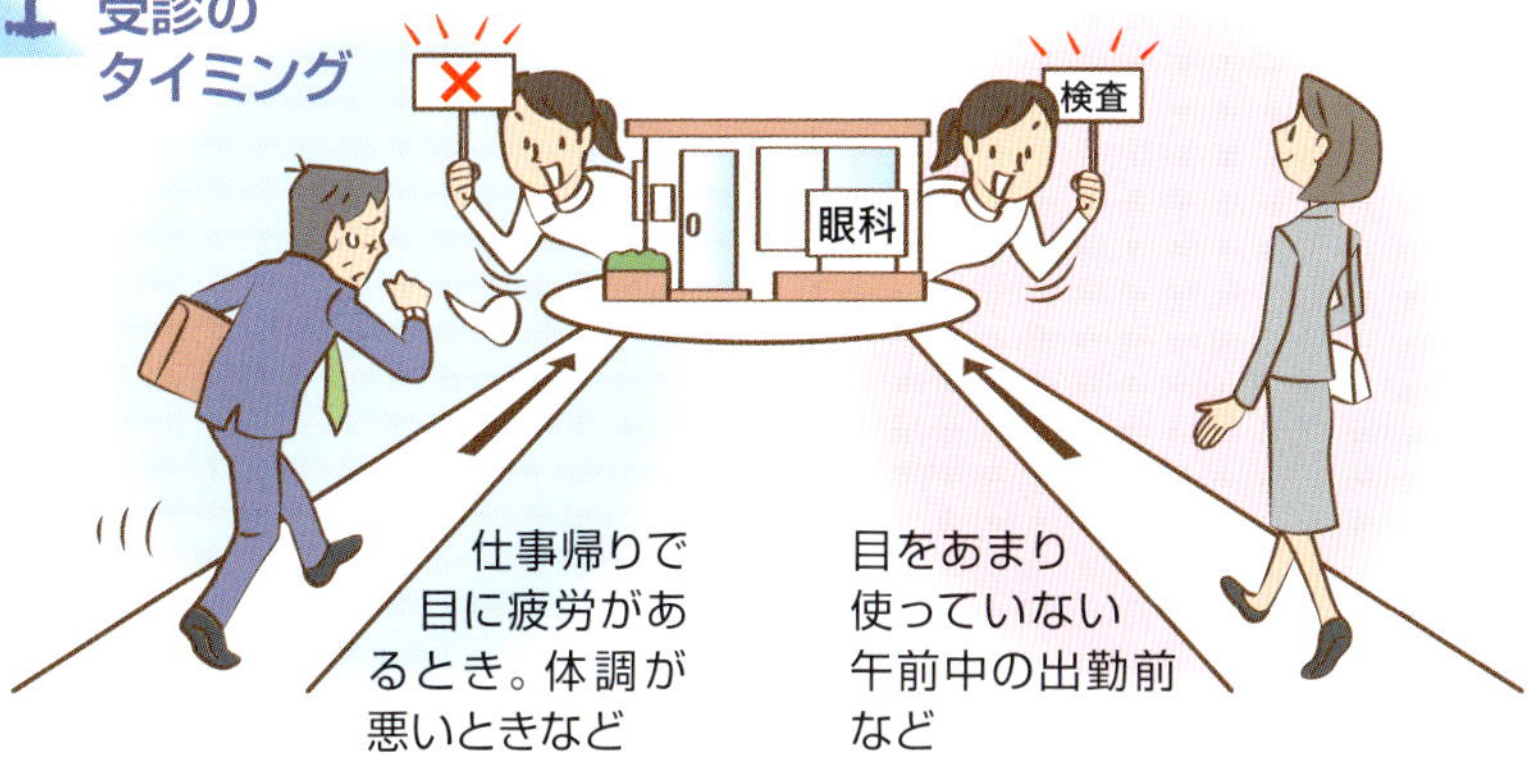

2 ライフスタイルを医師に伝える

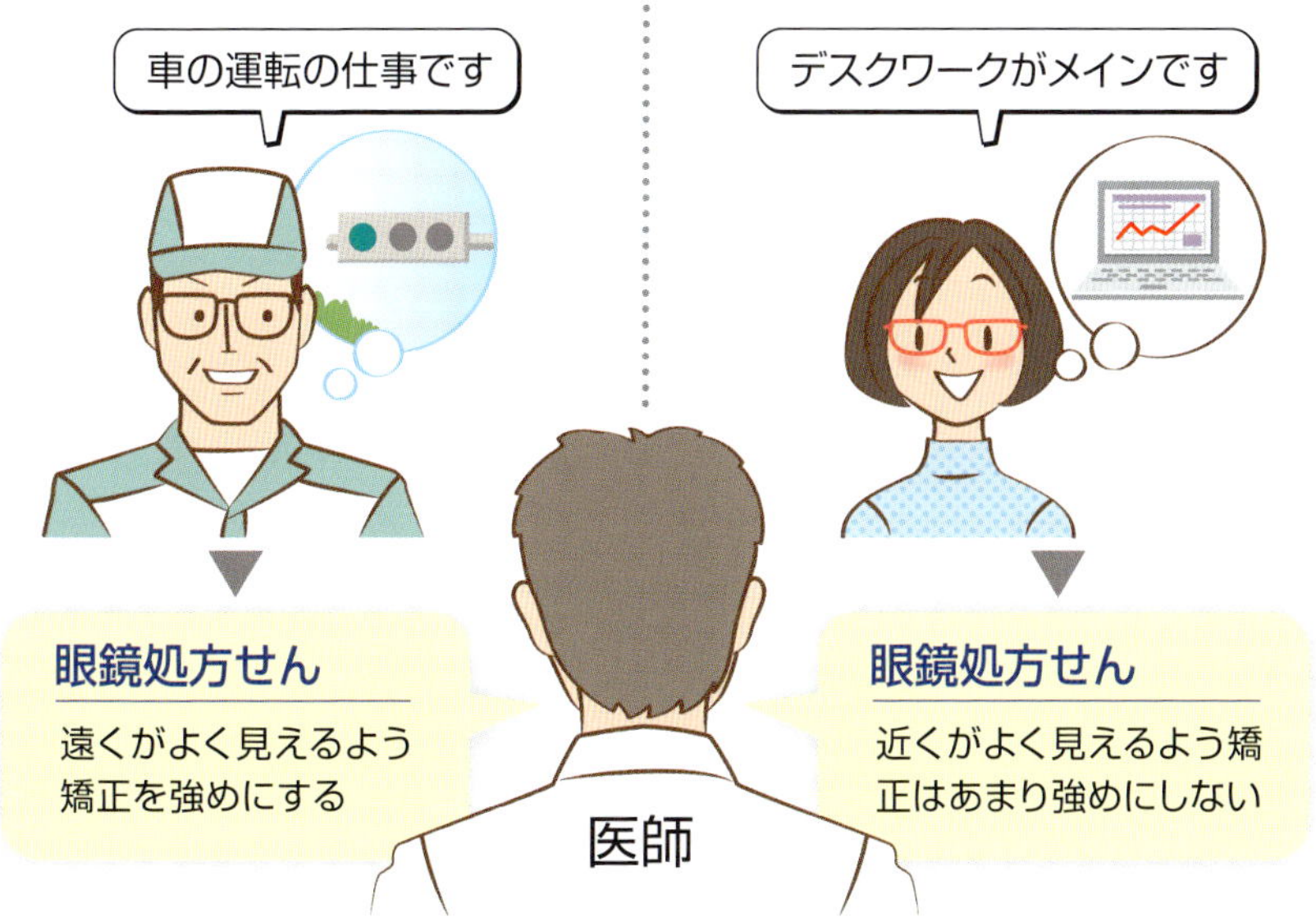

眼鏡の選び方は

眼鏡選びのポイントとなるのは、レンズの種類、フレーム、フィッティング*です。

レンズは、「単焦点レンズ」と「多焦点レンズ」があります。

単焦点レンズは、ピントの合う距離が、1つだけのレンズです。近視や遠視の人が使う、最も一般的なものです。

多焦点レンズとは、ピントが合うのが2つ以上の距離に作られているレンズです。

例えば、近視だった人が老眼にもなったとき、遠くを見るときと手元を見るときの両方を矯正できるのです。遠近両用眼鏡と呼ばれるタイプです。

多焦点レンズには、3つの距離にピントが合う「三重焦点レンズ」や、遠いところ、中間、手元の3つの距離に境目なくピントが合う「累進多焦点レンズ」もあります。

ただ、多焦点レンズは、見え方にクセがあるので、人によっては慣れないこともあります。

眼鏡のフレームはデザインで選びがちですが、リム（縁）の種類によって、見え方に影響があります。

レンズ全体をリムで支えるフルリムタイプは、扱いやすいのですが、視界の邪魔に感じる人もいます。

リムレスタイプは、リムがないため、視界に邪魔が少なく、明るく感じます。ただ、レンズを支えているのがネジだけで壊れやすいので、丁寧に扱う必要があります。

最後に大切なのが、正しいフィッティングです。

眼鏡をかけたときに、つるやパットなどが正しい位置にレンズを支えていることが、クリアに見えるためには重要です。

フィッティングが悪いと、レンズと目の距離や向きが変わり、焦点距離がズレ、目への負担が増してしまいます。違和感を感じたら、眼科等で調整してもらいましょう。

用語解説　フィッティング　眼鏡を実際にかけてみて、鼻パッドやレンズの高さ、テンプル（つる）幅などが自分の顔の形に合っているかどうかの判断。寸法合わせ。

眼鏡選びのポイント

レンズの種類

●単焦点レンズ

・焦点が1つ

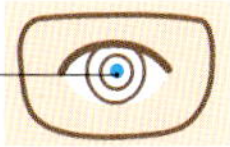

近視、遠視の人が使う一般的なタイプ

●多焦点レンズ（焦点が複数）

・焦点が2つのもの

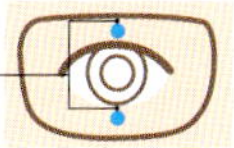

近いところ、遠いところ両方を矯正できるタイプ。
いわゆる遠近両用眼鏡

・三重焦点レンズ

遠近のほかに中間にも矯正できるタイプ

・累進多焦点レンズ

遠・近・中間の距離に境目なく矯正できるタイプ

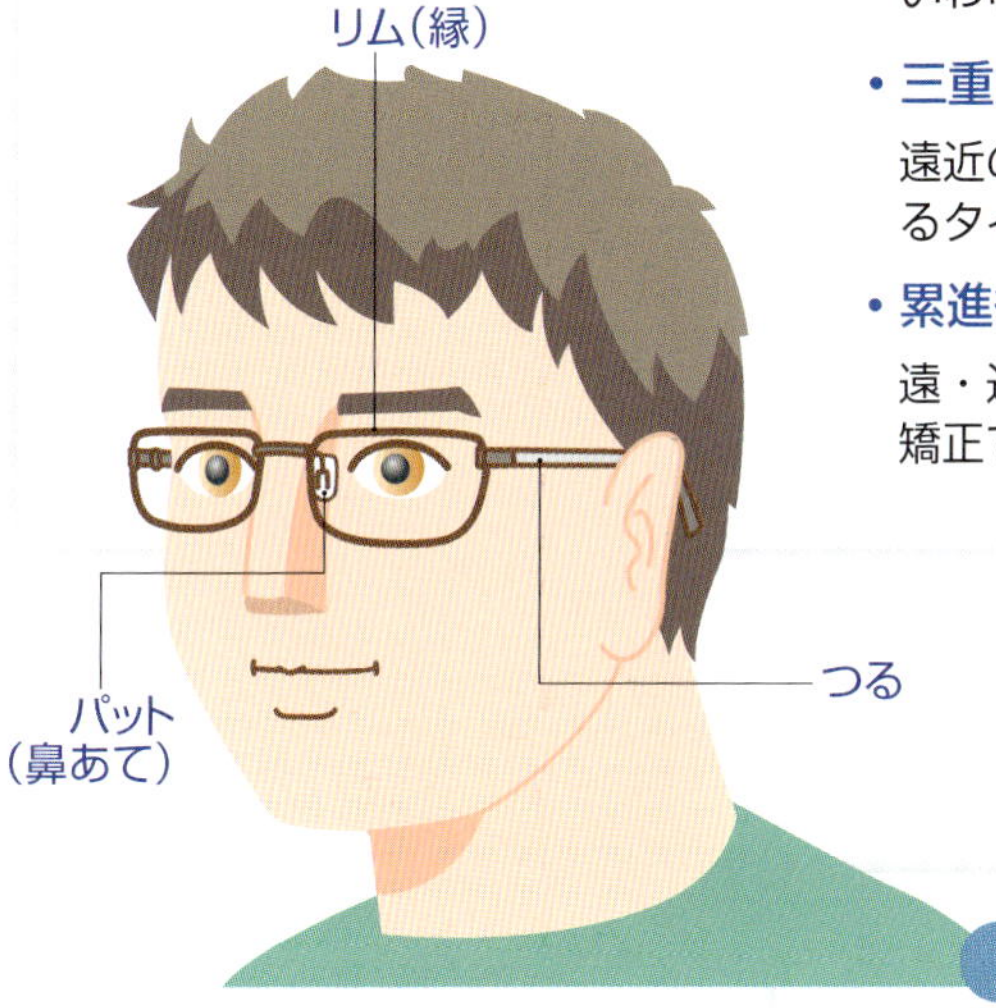

フィッティング

正しいフィッティングではつるやパッドが正しい位置でレンズを支えている

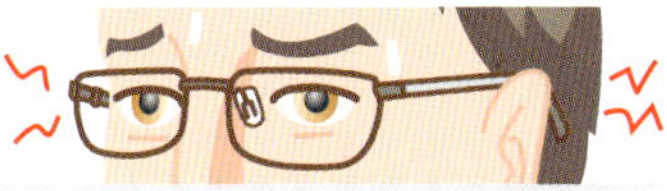

フレームの種類

●フルリム

扱いやすく壊れにくい

●リムレス

リムが視界に入らないため、明るく感じるが、フルリムに比べ壊れやすい

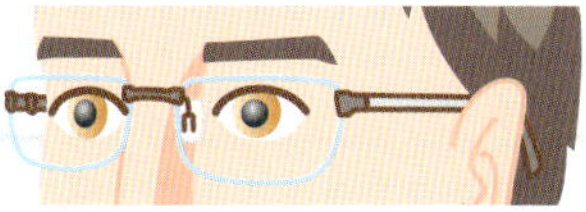

コンタクトレンズを作るときには

　コンタクトレンズを作るときには、眼鏡を作るときと同様に必ず眼科を受診し、処方箋を出してもらいましょう。

　コンタクトレンズは、多くの人が日常生活で手軽に使っていますが、目の中に入れる高度管理医療器具であるということを忘れてはいけません。

　目は、とても複雑な構造をしており、高度なシステムで機能している繊細な器官です。コンタクトレンズを入れるのは目の表面とはいえ、人工物を接触させて使用するので、目に負担がかかります。充血や異物感、目の痛みを覚える人も多く、使い方を誤れば視力にも影響する重篤な症状を招きかねないのです。

　コンタクトレンズを作る前に専門医への受診を必要とする理由は、目の状態を検査して、コンタクトレンズへの適性や、どの種類のコンタクトレンズが向いているのかなどを検討するためです。

　コンタクトレンズに適しているかを確認するには、まず、目や体の状態について問診を受けます。そして、まぶた、結膜、強膜、角膜など目の形状や状態を調べる「前眼部検査」、涙の量や質を調べる「涙液検査《るいえき》」、網膜に異常がないかを調べる「眼底検査」などを最初に行います。角膜の内皮細胞の数が少なかったり、涙の分泌が少ない人は、コンタクトレンズの刺激で目が傷つく可能性があるため、使用を控えることになります。

　コンタクトレンズに適性のある眼だと確認されたら、視力を調べる屈折検査をして、角膜のサイズやカーブのきつさを測ってレンズを選びます。

　また、手入れが苦手な人、仕事で長時間手元を見続けなければならない人、定期的に目の検査を受けるには医療機関までの距離が遠い人などは、ライフスタイルや環境的な問題から、コンタクトレンズが向かないと判断されることもあります。

コンタクトレンズは医療器具だと心得る

検査—目の状態を調べる

涙の量や質を調べる「涙液検査」。
目の形状や角膜、結膜を調べる
「前眼部検査」「眼底検査」を行う

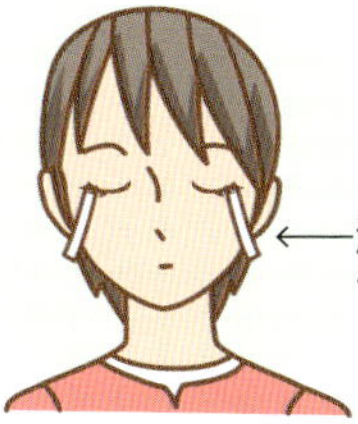
涙液の分泌を測定
するシルマー試験紙

ライフスタイルからコンタクトレンズの適性を調べる

■ 向いている人 ■

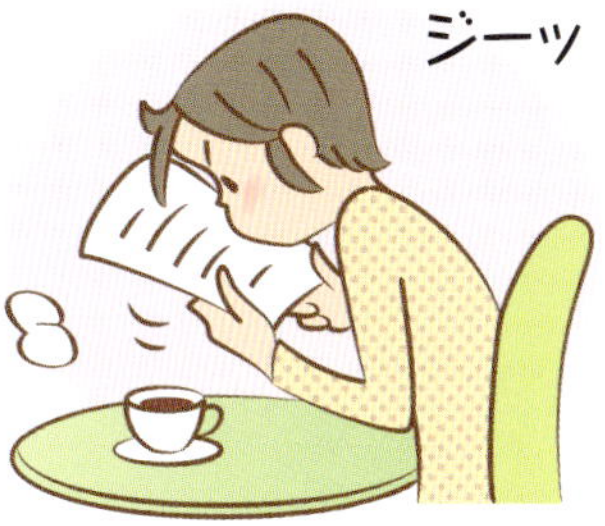
ジーッ

強度の近視、左右の視力の差が大きい、仕事で眼鏡が使いにくい人など

↓

コンタクトレンズを選ぶ

屈折検査で角膜のサイズ、形を調べ、矯正の度数を決める

↓

装着

視力や涙の状態などを確認し、自分に合ったレンズがつくられる

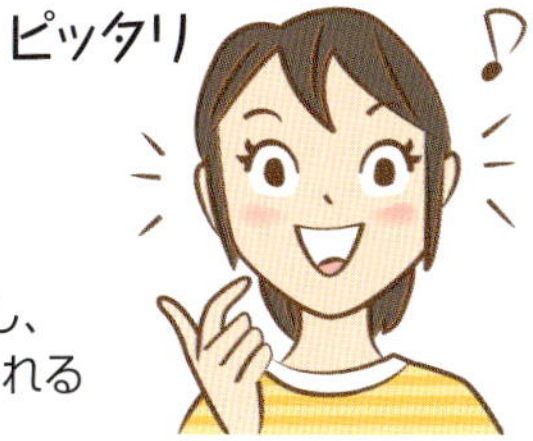
ピッタリ

■ 向いていない人 ■

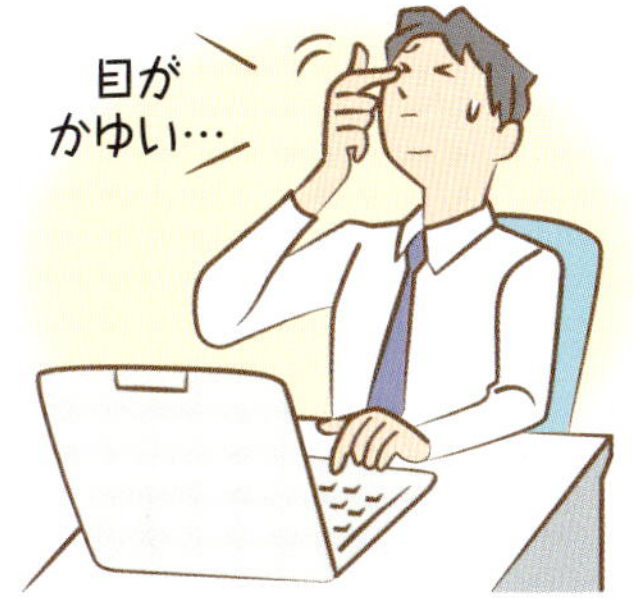
目が
かゆい…

ドライアイ、不規則な生活、手元の作業が多い、コンタクトレンズの手入れ管理ができない人など

↓

眼鏡を考える

コンタクトレンズの種類と手入れ

コンタクトレンズには、ハード・レンズとソフト・レンズがあります。

ハード・レンズは、文字通り硬いプラスチック製のレンズです。レンズは直径9㎜ほどで、角膜（黒目）よりも小さいサイズで、角膜の表面の涙の層に表面張力によって浮いています。視力の矯正に優れていて、クリアに物を見ることができます。

最近主流になった酸素透過性ハード・レンズは、酸素を通すので角膜への負担も少なく、透過性の高いタイプならば、連続装用も可能です。

硬いプラスチック製であるため、目がゴロゴロするなど異物感を感じやすく、初めてコンタクトレンズを使用する人は、慣れるまでに少し時間がかかります。

酸素透過性レンズは汚れやすいので、必ずメーカー指定の方法で洗浄や保存をしましょう。

ソフト・レンズは、シリコンなどの柔らかい素材でできています。直径13〜14㎜と角膜全体を覆うサイズなので、着けていないかのような装用感が特徴です。水分を多量に含み、柔らかい素材のため角膜を傷つけにくく、ズレにくいのでスポーツをする人などに向いています。ただ、視力の矯正効果や酸素透過率は、ハード・レンズに比べるとやや落ちます。角膜や結膜が炎症を起こしても気づきにくかったりするので、ドライアイ対策も必要です。白内障手術をした人は、目の状態によっては使用できません。

ソフト・レンズは汚れたり、変形・破損しやすく、取り扱いに注意が必要です。通常レンズの使用期限は1年程度。毎日の洗浄や消毒の必要があります。

また、ソフト・レンズには使い捨て（ディスポ）タイプがあります。1日、あるいは1、2週間の装用ののち交換します。1日装用タイプは洗浄や消毒の必要がなく、感染症のリスクも低いのが特徴です。一度外したレンズは再使用できません。

どのコンタクトレンズが自分に合っているか？

コンタクトレンズの種類は3つのタイプに分かれている

ハード・レンズ

硬いプラスチック製

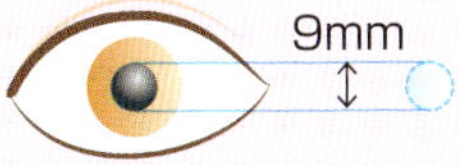

直径約9㎜
（黒目より小さい）

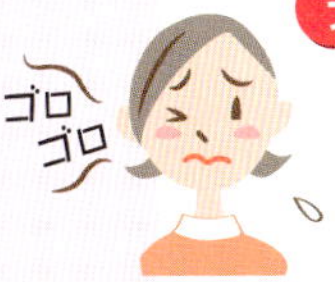

メリット

・視力矯正効果が高い
・乱視の矯正にも向いている
・酸素透過能力が高い
・連続装用も可能なタイプも

デメリット

・目がゴロゴロしやすい
・トラブルに気づきやすい
・洗浄など手入れが必要

ソフト・レンズ

シリコンなどの
柔らかい素材

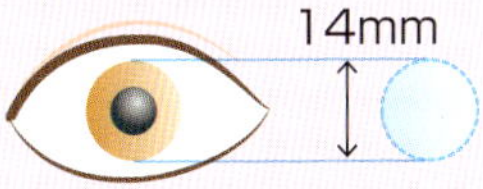

直径約14㎜
（角膜全体を覆う）

メリット

・装用感がよい
・ズレにくい

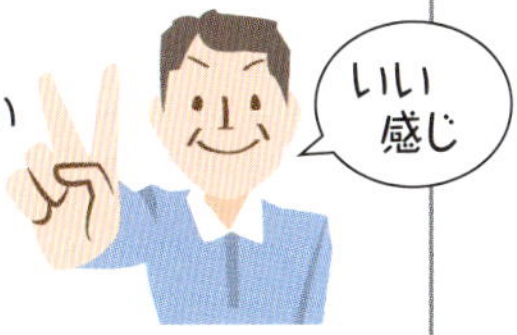

デメリット

・視力の矯正効果や酸素透過率はやや低い
・汚れたり、破損しやすい
・目の異変に気づきにくい

使い捨て（ディスポ）タイプ

ソフト・レンズのうち、
使える期間が短いもの

※洗浄など手入れをしながら2週間で交換する、定期交換タイプもある

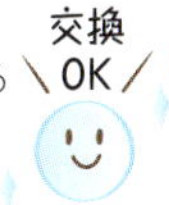

メリット

・1日、あるいは1、2週間の装用ののち、交換
・感染症のリスクが低い
・洗浄や消毒の必要がない

デメリット

・一度外したレンズは使えない

スマホやパソコン作業をする時には

長時間の作業は目も体も疲れさせる

目の痛み、目のかすみ、まぶしさ、充血など、目の疲れから起こるさまざまな症状に悩まされる人が増えています。

私たちは、目覚めてから眠るまで、活動の多くを視覚情報に頼って生活しています。

さらに、パソコンやテレビ、スマートフォンやタブレット端末など、モニター画面のある電子機器を使う機会が、以前に比べ圧倒的に増えています。これらのモニター画面は、小さな光の点の集合でできています。パッと見てなめらかな線であっても、ごく小さな光が1秒間に数十回も点滅することで、画像を作り出しているのです。

つまり、モニター画面を見ているときに私たちの視神経は、点滅する光の刺激にさらされていることになります。

光の刺激は、視神経やそこから情報を受け取る脳にとって、大きな負担となります。

スマートフォンやパソコンを長時間使用した後に、目がショボショボしたり、目を閉じてもギラギラする感覚が残るのは、このためです。

やがて眼精疲労から、ドライアイや視力低下、頭痛や肩こり、吐き気などの全身症状につながってしまう人もいます。

ただ、目によくないからといって、生活を大きく変えられない人もいるでしょう。パソコンやスマートフォン、テレビなども、現代生活に欠かせない道具となっています。

少しでも目の負担を減らすために、目にやさしい環境を作りましょう。次項で説明します。

目を酷使する現代生活

現代の生活はパソコン、テレビ、スマートフォンやタブレット端末など、長時間“モニター画面”を見続ける生活が増えている

モニター画面が目に与える影響は……

モニター画面は
点滅する光の点の集合

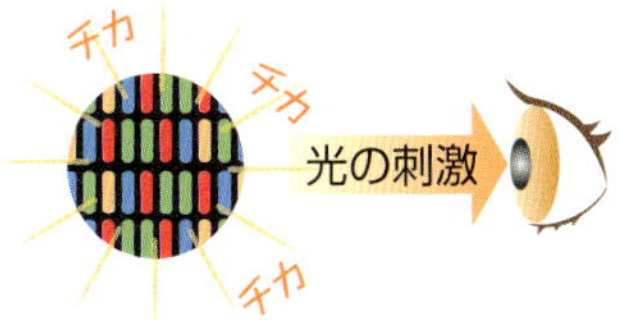

目は１秒間に数十回も点滅する光の刺激にさらされる

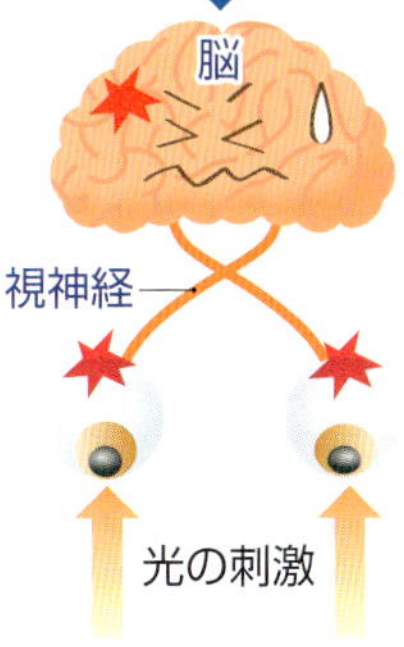

光の刺激は視神経、脳へ大きな負担をかけ続ける

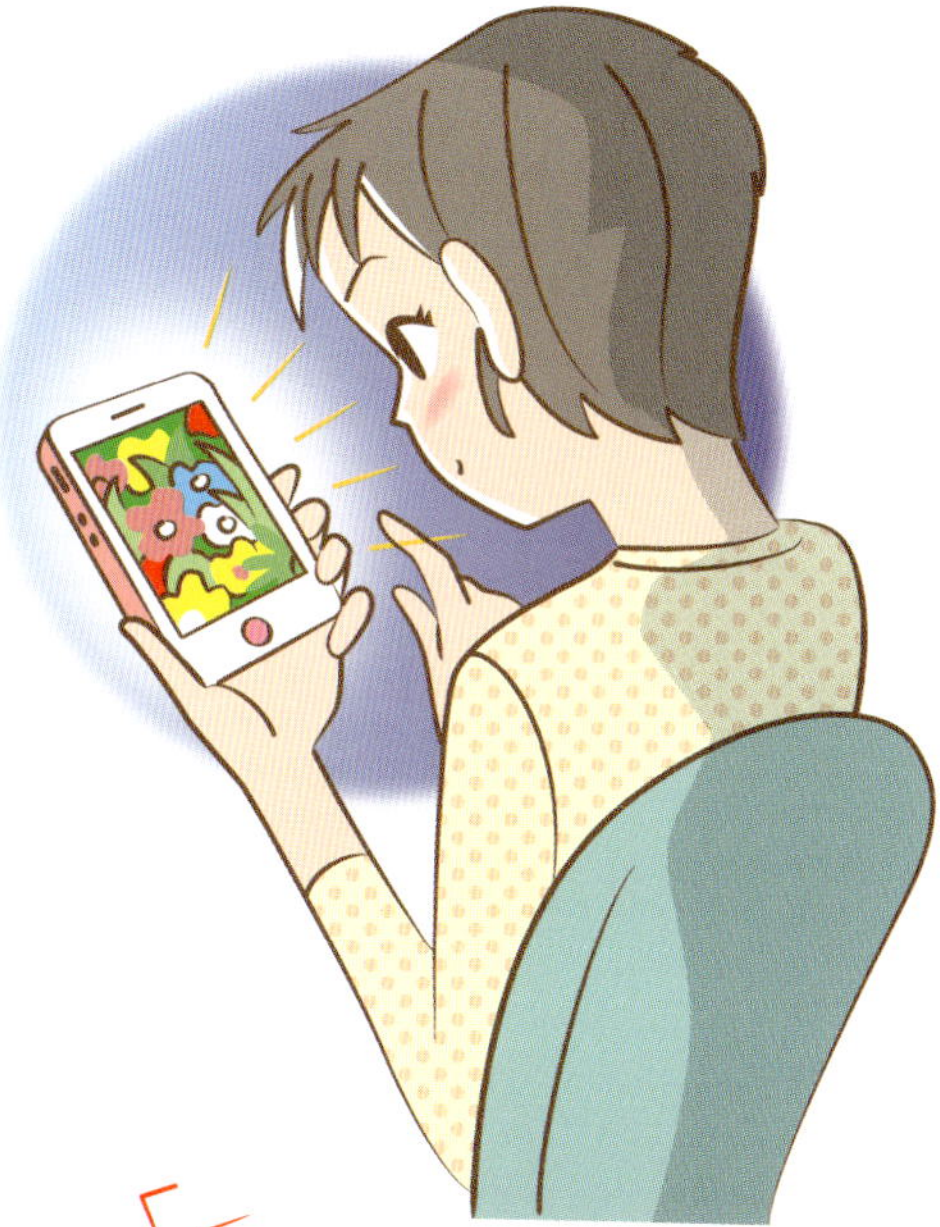

やがて体にさまざまな症状を引き起こす

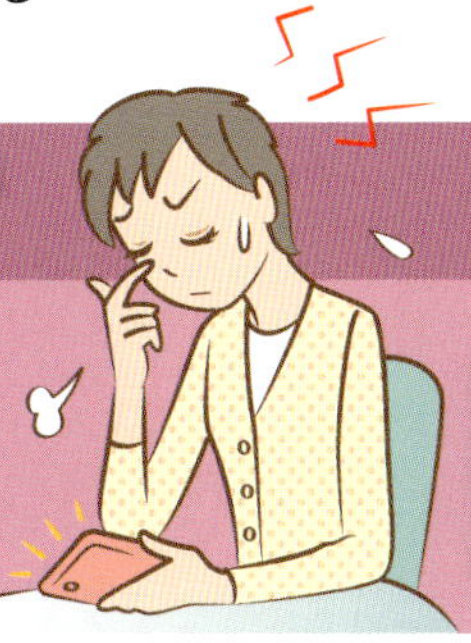

眼精疲労
・目がショボショボする
・目を閉じてもギラギラする　など

全身症状
ドライアイ、視力低下、頭痛、肩こり、吐き気など

目にやさしい作業環境を整える

目への負担を減らして、クリアな視界を守りましょう。

まずは、モニター画面そのものから調整します。パソコンやテレビなどは、購入時の設定が、文字や画像がくっきり見えるように高い輝度《きど》に設定されています。しかし、輝度が高すぎる画面を長時間見ていると、自分では気がつかないうちに目や脳への負担が大きくなってしまいます。あらかじめ、モニター画面の輝度は控え目に調節しておきましょう。

また、表示される文字の大きさも調節できます。小さすぎると凝視してしまうので、自分が読みやすい大きさに設定しなおしましょう。

パソコンを使用するときの姿勢も大切です。机や椅子の高さを調節して、視線がやや下向きに、モニターと目の距離が50㎝以上になるようにしましょう。

使う人自身の心構えも重要です。長時間、モニター画面を凝視したり、同じ姿勢をとり続けてはいないでしょうか。意識してまばたきをしたり、一定時間ごとに、体を伸ばして目を休めるように気をつけましょう。

仕事で使う場合も、モニターを見ながらしなければいけない仕事の合間に、別の作業も入れる工夫をして、なるべく同じ距離ばかりを見つめないですむようにしましょう。

また、部屋の環境そのものを心地よく整えることも有効です。部屋の照明は、位置や高さ、明るさを調整します。窓からの光はブラインドやカーテンで調節しましょう。さらに、加湿器を使って部屋の湿度を50％程度にキープして乾燥を防いだり、時折窓を開けて換気を心がけることも、目を守るためには大切なことです。

それでも、目が疲れてしまったときは、作業をいったん中止して目に十分な休息を与えましょう。

目の負担を減らす工夫

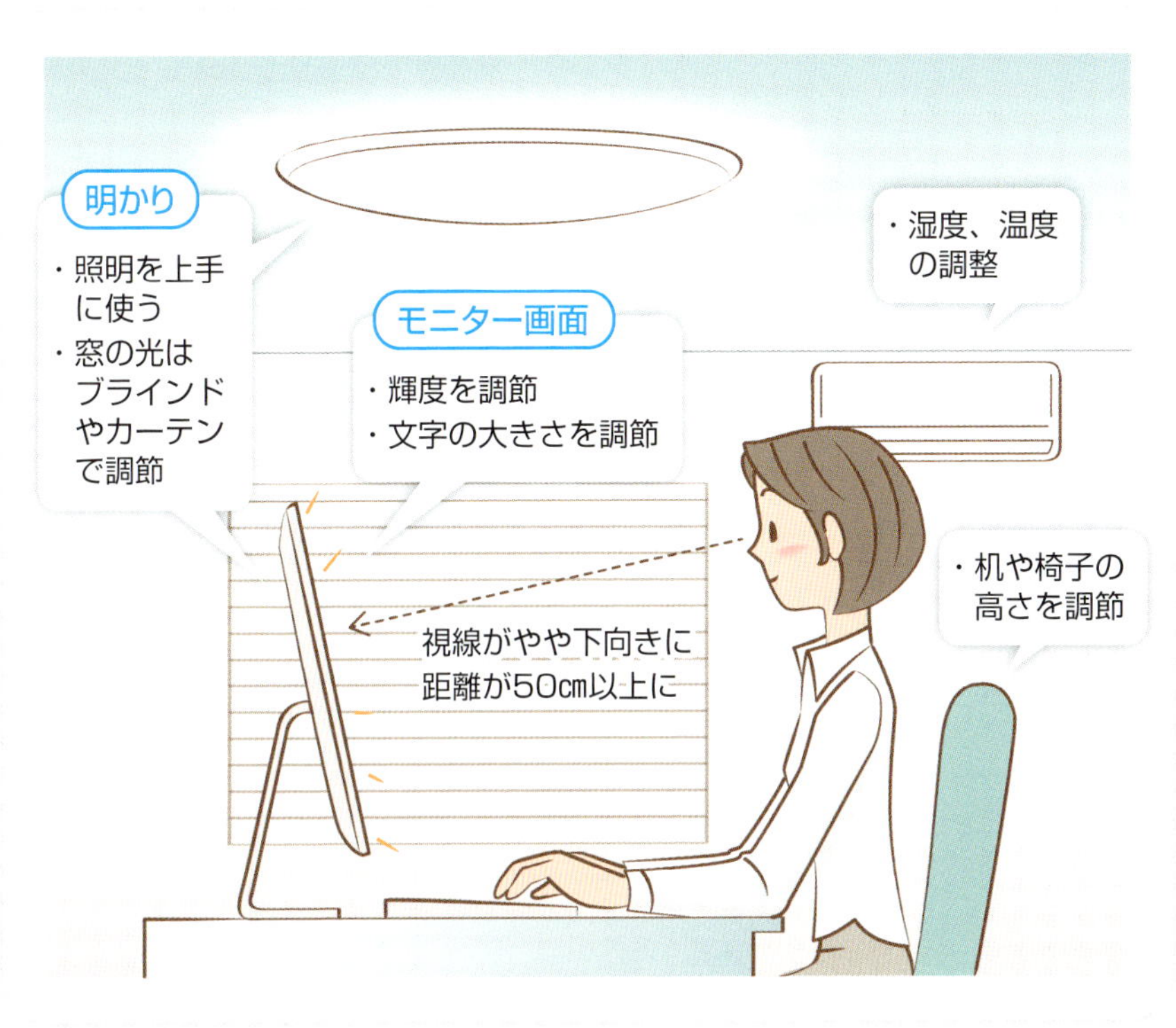

それでも目が疲れたら作業をいったん中止する

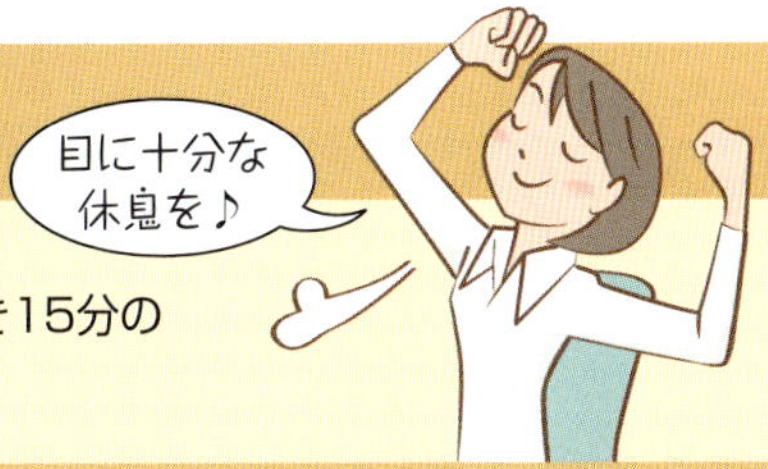

ポイント
1時間の連続作業につき15分の休憩をとるとよい

目に疲れが溜まったときには

むやみに目を擦っても逆効果

パソコンなど目を使う作業をしているとき、集中すると自然とまばたきの回数が減ってしまいます。これが、目の乾きや目のズーンとした重さにつながります。眼球を動かす外眼筋《がいがんきん》や毛様体《もうようたい》が疲れてしまっている状態です。

疲れから回復するためには、血行をよくして酸素や栄養を届け、筋肉に溜まった疲労物質を排出することです。

目の疲れを感じたときに、つい擦《こす》ってしまうのは、筋肉をほぐしたいためでもあります。しかし、目はとても複雑な構造でデリケートにできています。直接圧力を何度も繰り返し加えるのは、かえって目を傷める原因になるので控えましょう。

では、目の疲れをどのように取ればよいのでしょうか。目の血行をよくするのに有効なのは、温度による温冷刺激です。目を冷やしたり、温めたりして温度の刺激を与える方法です。刺激を与える方法としては、タオルやシャワーを使うのが手軽にできる手段です。

タオルを使うときは2本用意して、水で湿らせ、軽く絞っておきます。1本を電子レンジなどで、心地よい温かさまで温めてから目の上に載せます。しばらくしたら、水などで冷たくしておいたもう1本のタオルを載せて冷やします。これを何回か繰り返して目の疲れをほぐしましょう。

シャワーを使う場合は、暖かいシャワーをゆるめに出して目に当てます。しばらくしたら、シャワーの温度を下げて目に当てて冷やしましょう。

目に痛みや充血などがあるときは、炎症を起こしている可能性があるので、温めるのは避けましょう。

温冷刺激で目の疲れを回復

「温冷刺激」は目の血行を促進し、目の疲れを解消する方法

例 タオルを使う方法

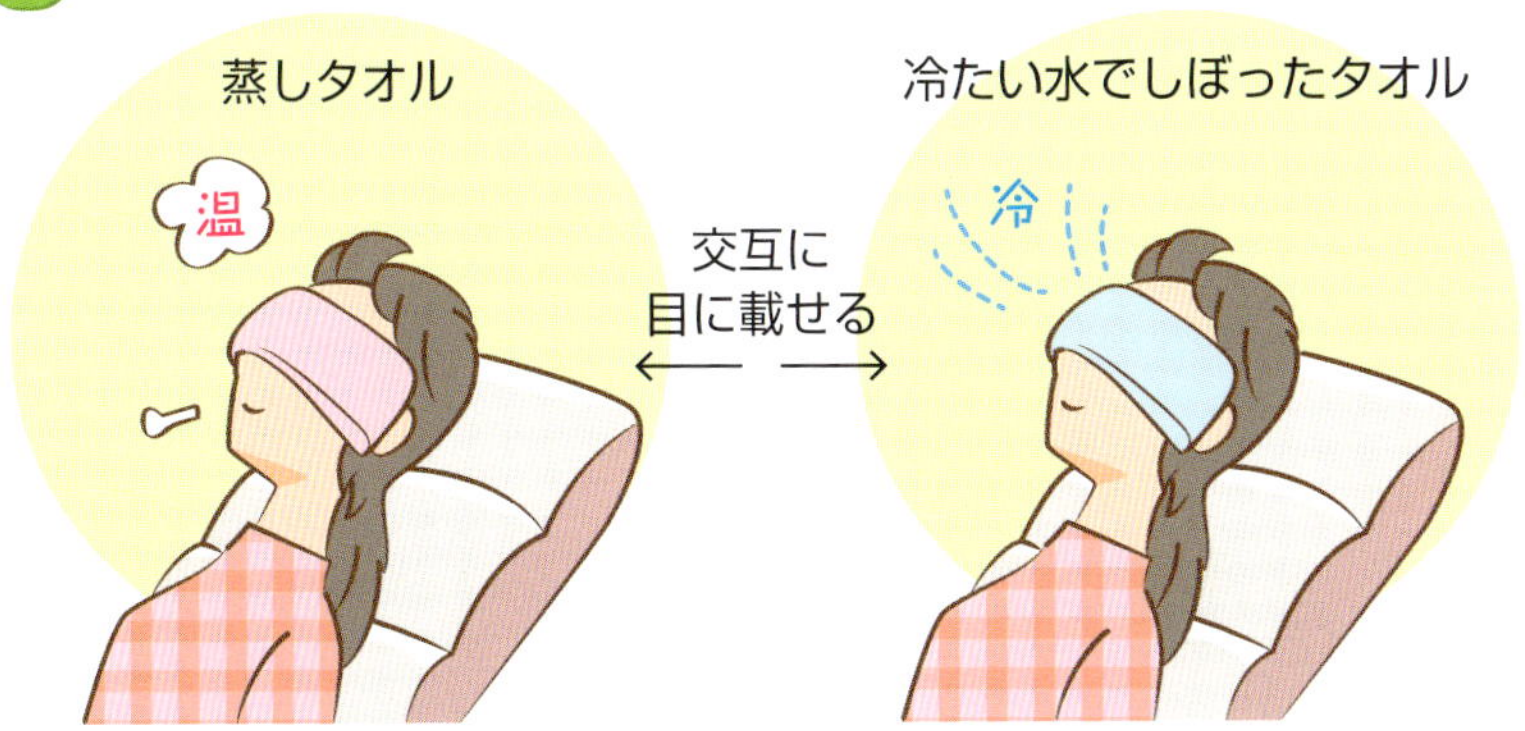

※痛みがあるときは、温めない

例 シャワーを使う方法

温かいシャワー ←→ 冷たいシャワー

交互に目に当てる

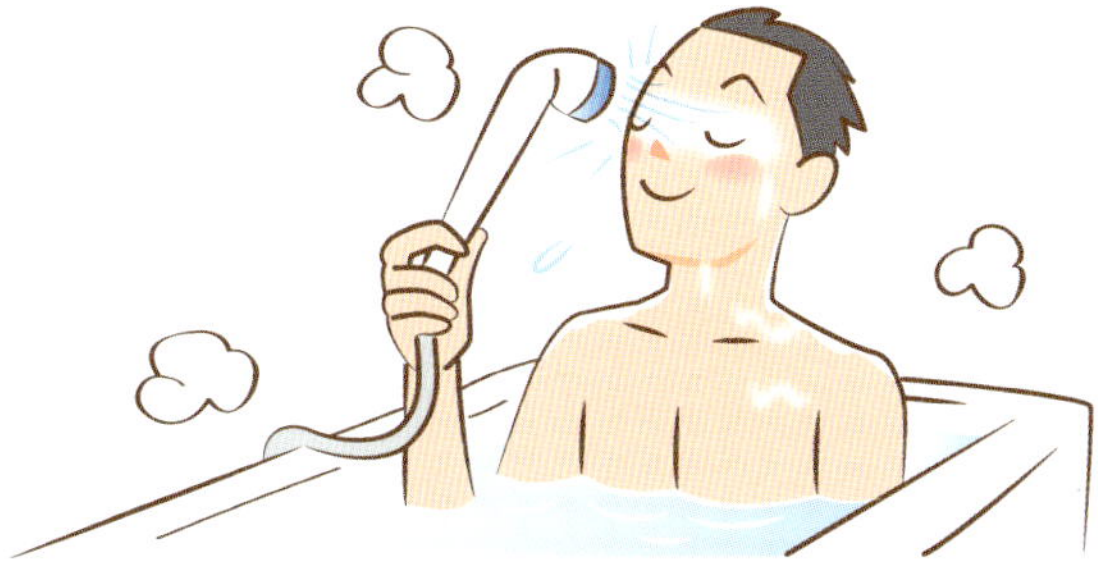

※シャワーの水の勢いが強くなりすぎないよう注意

気持ちがよくても、眼球を上から押さないこと。角膜などを傷めるおそれも!! また、くれぐれも温度には注意しよう!

目のストレッチと疲れ目に良いツボ

目が疲れたら、作業の合間に目のストレッチや目のツボを刺激するのもお勧めです。

目のストレッチは眼球を動かすことによって、外眼筋をほぐして血行を改善するセルフケアです。

まずは肩と首の力を抜いて体をリラックスさせてから、視線を動かしていきましょう。このとき首を一緒に動かさないように気をつけましょう。

最初はパチパチとやや大げさにまばたきします。そして上下を見るように目を何回か動かします。左右にも同じように何回か動かします。

次に、鼻筋を見るような意識で、両目を中央に寄せます。最後に、下から左、上、右、また下と目をぐるぐる回します。ただし、やりすぎはよくないので、目がリラックスしたと思うところでやめましょう。

さらに、目の疲れをとるにはツボ押しも効果的です。ツボは触ったときに軽い痛みを感じて、押すと気持ちがよいところです。位置は目安なので指で探ってみましょう。

見つかったら、爪を当てないように注意して、指でゆっくり力を入れ、またゆっくり力を抜きます。数回繰り返しましょう。

目の疲れによいツボは、よく知られているのが晴《せい》明《めい》です。涙の分泌を促し、ドライアイにもよいとされています。位置は左右の目頭と骨の間にあるくぼみのあたりです。人差し指と中指で挟むように刺激しましょう。

そのほかにも、目の疲れやかすみ目によいとされる眉頭にある攅竹《さんちく》や、首から上の不調全般によいとされる手の甲側の親指と人差し指の分かれ目にある合谷《ごうこく》などがあります。目そのものの圧迫は控えてください。

また、両手の手のひらでこめかみの辺りを押すようにしてもよいでしょう。頭皮の緊張がほぐされ、目の前がすっきりするように感じます。

疲労で起きる目の緊張をほぐす

目のストレッチ

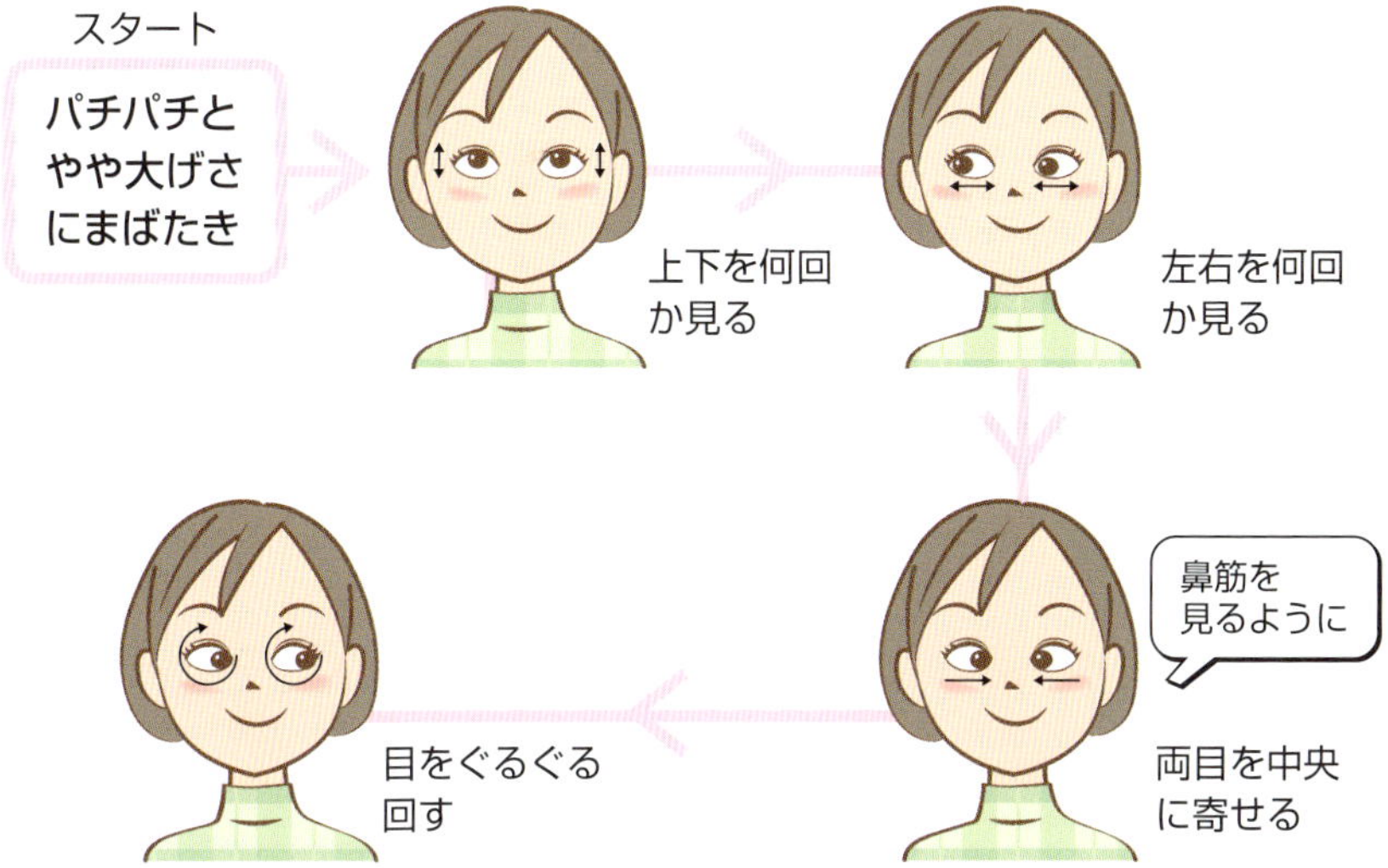
スタート
パチパチと
やや大げさ
にまばたき
上下を何回
か見る
左右を何回
か見る
鼻筋を
見るように
両目を中央
に寄せる
目をぐるぐる
回す

疲れ目に良いツボ

■ ツボの押し方 ■

指でゆっくり力を入れ、またゆっくり力を抜き、数回繰り返す

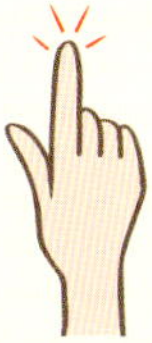

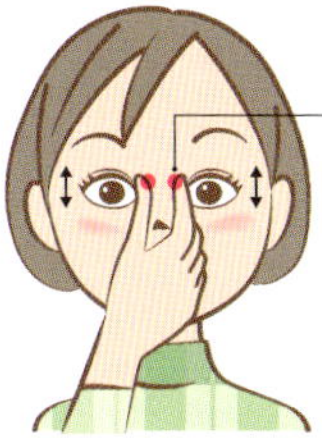

[晴明《せいめい》]
左右の目頭と骨の間にあるくぼみ。
親指と人指し指で、挟むように

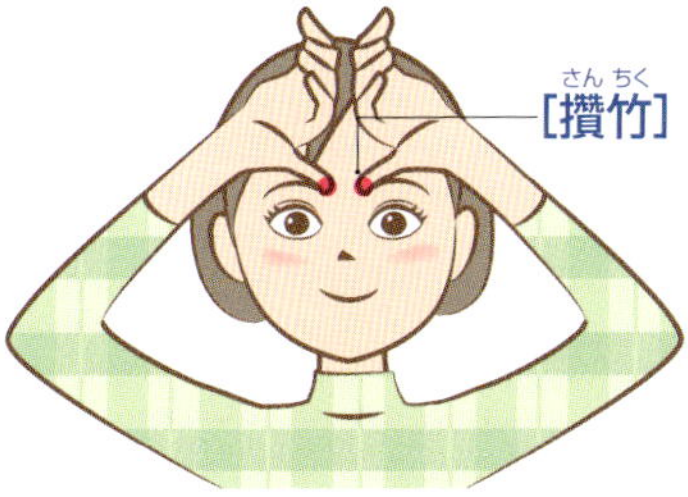

[攅竹《さんちく》] 左右の眉頭のくぼみ。
指で押し上げるように押す

[合谷《ごうこく》]
手の甲側の親指と人差し指の分かれ目

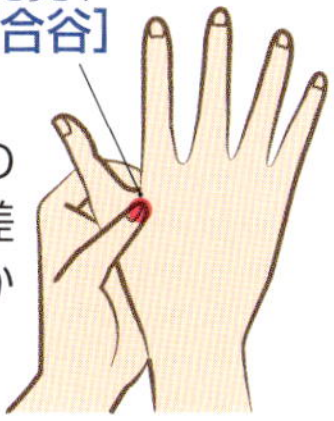

目にやさしい食生活

規則正しい食生活を心がける

目の健康は、体の健康と深くかかわっています。

高血圧や糖尿病などの生活習慣病が原因で血管壁がもろくなると、眼底出血をはじめ、網膜剥離まで引き起こすことがあります。高血圧や糖尿病などの生活習慣病を防ぐためには、規則正しい食生活を心がけましょう。

まずは、どんな食生活を送っているか、見直してみましょう。歳を重ねていっても若いときと同じように食べてはいないでしょうか。白内障や緑内障が心配になる年代は、若いときとは身体が変わってきているものです。身体を維持するために必要なエネルギー量も変わり、若さで乗り切れていた暴飲暴食などの影響も受けやすくなっています。

食生活を見直すことは、目にやさしいだけでなく、老化をゆるやかにするためにも役立ちます。

では、規則正しい食生活とは、どのようなことがベースになるかを見てみましょう。

まずは、1日3食を心がけましょう。朝昼晩、食事をする時間は、できるだけ決まった時間に食べるようにします。時間が不規則だと、食欲を強く感じて食べ過ぎになりやすいからです。量もお腹いっぱい食べるのではなく、腹八分目を心がけましょう。余分なカロリー摂取は、肥満から生活習慣病につながります。塩分の摂りすぎは、高血圧を引き起こすので薄味を心がけましょう。

また、旬の食材は積極的に取り入れたいものです。多彩な食材を使うことで、栄養バランスも摂りやすくなり、食事の満足感も得られます。そして、家族や友人との会話を楽しみながら食べるのも大切なことです。次は、目に良い栄養素を紹介します。

目のためにもよい食生活を

食事は1日3食バランスのよい食事を！！

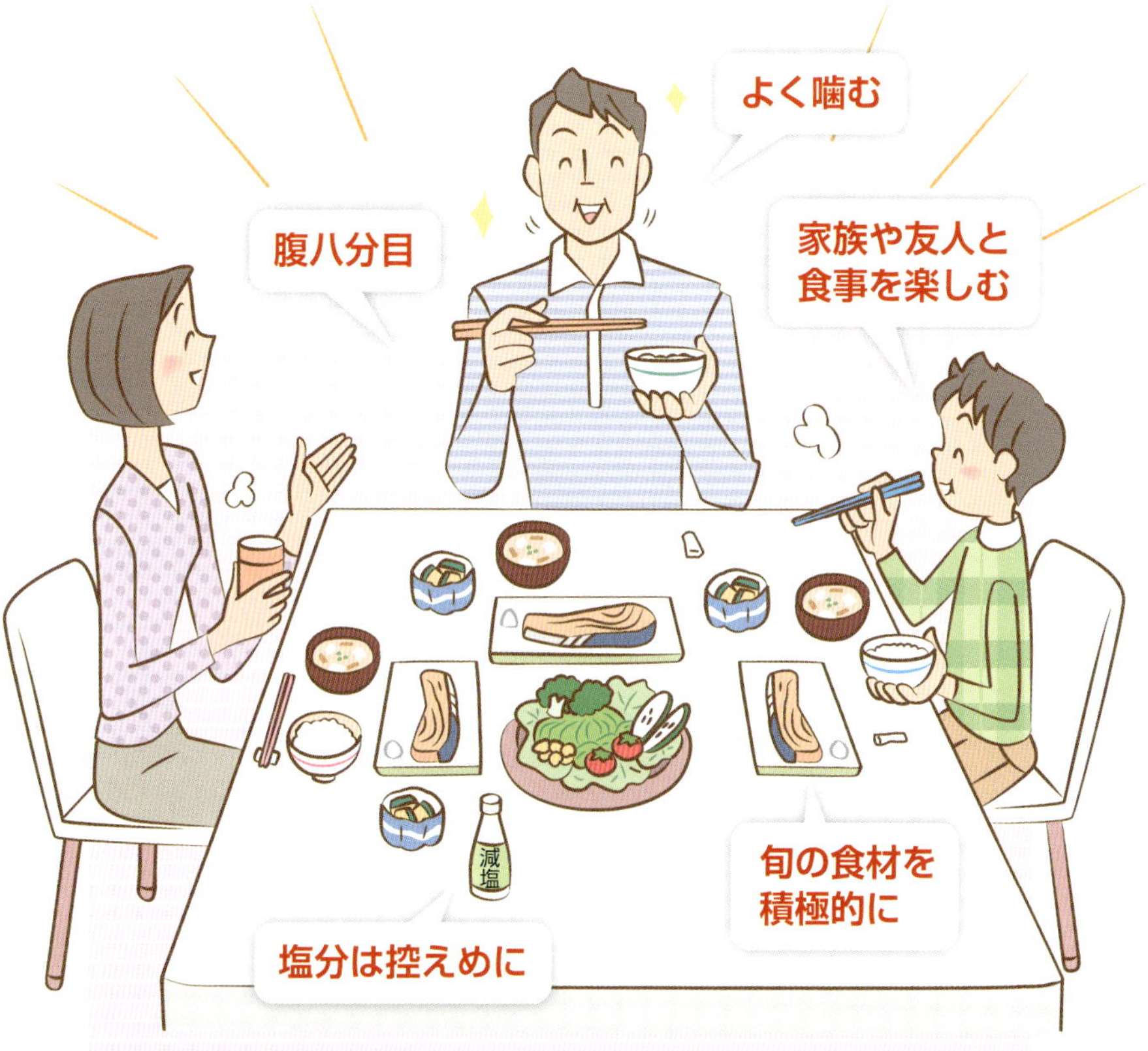

目のためにも、高血圧や糖尿病などの生活習慣病にならないようにすることが大切

目に良い栄養素は？

目のために、積極的に摂りたい栄養素は、ビタミン類です。

ビタミンとは、食品に含まれる微量な栄養素で、身体のさまざまな機能を整える働きをしています。

目にとって、特に有用なのが、ビタミンA、ビタミンB群、ビタミンCです。

ビタミンAは、脂溶性ビタミンの1つで、皮膚や粘膜の新陳代謝を助けています。目の網膜にある視細胞や角膜の細胞、角膜表面の粘膜などの健康を維持します。

ビタミンB群は、神経機能の維持や、細胞の新陳代謝を促し、筋肉の疲労回復に役立ちます。たんぱく質の吸収や、免疫機能、疲れ目による充血などの解消にも役立ちます。

ビタミンCは、美肌やストレスによいビタミンとして知られていますが、コラーゲンの生成に役立ちます。そのため、目では水晶体の透明度を保つのに欠かせないビタミンです。

ビタミンCは、水溶性で体外に排出されやすいので、毎食とるのがポイントです。

ビタミン以外の栄養素も大切です。

パンやご飯などの主食ばかり、肉や魚ばかりといった偏った食生活が良くないのは当然ですが、それらも必要な栄養素を含んでいます。

肉や魚は良質のたんぱく源・ミネラル源となります。脂質の摂りすぎが心配な人は、赤身を選ぶなどするとよいでしょう。

魚、特に青魚は良質の脂質であるDHAやEPA*もたっぷり含んでいます。

気をつけたいのは、主食や間食の摂りすぎです。カロリーや糖質過多になりやすいので、ほどほどにしましょう。

次項からは、視力が下がってしまった場合の、生活の送り方について取り上げます。

用語解説　DHA・EPA　ドコサヘキサエン酸とエイコサペンタエン酸の略称。ともに青魚に多く含まれる不飽和脂肪酸で、血液の流れをよくするなど健康作用があるとされている。

目に良い栄養素

ビタミンA

効果 細胞や粘膜の健康維持

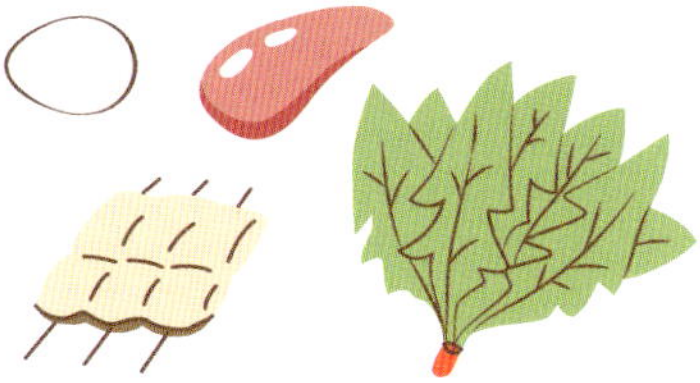

レバー、卵、あなご、うなぎ、
にんじん、かぼちゃ、小松菜、
ほうれん草など

ビタミンB群

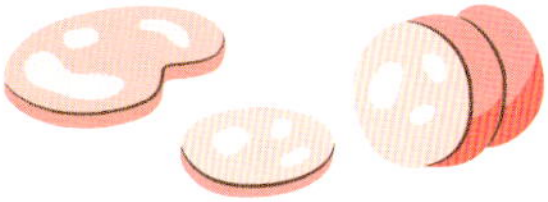

効果 疲労回復・視力低下を防ぐ

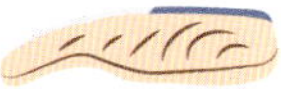

ビタミンB_1 ／ロースハム、うなぎ、さば
ビタミンB_2 ／レバー、ロースハム、うずら卵
ビタミンB_{12}／レバー、豚肉、さんま、さけ
ビタミンB_6 ／レバー、かつお、まぐろ、
にんにく

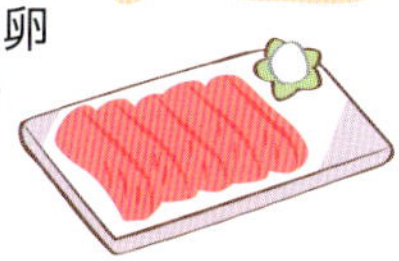

ビタミンC

効果 水晶体の透明度を保つ

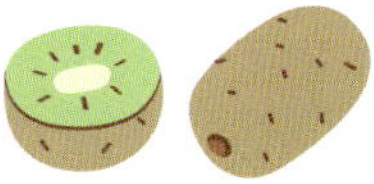

赤ピーマン、キウイフルーツ、
いちご、芽キャベツ、ブロッコリーなど

そのほかの栄養素

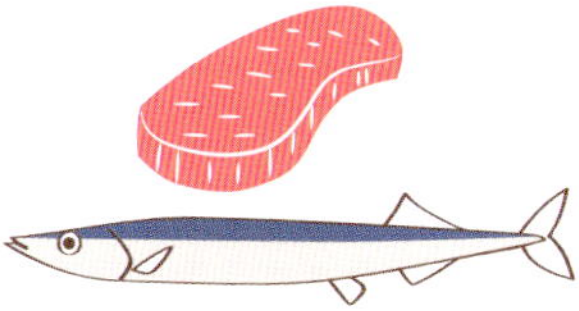

たんぱく質／肉・魚など
DHA・EPA／青魚

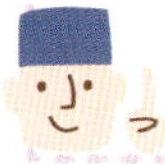

間食はカロリーや糖質過多になりやすいので、注意が必要！

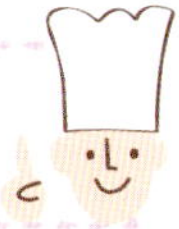

視覚に障害が残ったときの支援

ロービジョンケア

医学が高度に発達してきた現代では、優れた治療法や薬により、かつてはあきらめるしかなかった病気が治せるようになってきました。

しかし、どんなに手を尽くしても避けられない視力障害はあります。

失明まで行かなくても、日常生活を送るのに困難なほど視覚障害が進んだ状態を「ロービジョン」といいます。

例えば、緑内障が進行すると、視野狭窄がひどくなります。そのため、歩いているときに進行方向は見えても周囲は見えづらく、すれ違う人に気づかずにぶつかったり、新聞など読んでいるときに、行末から次の行頭がうまく見つけられなかったりするのです。

ロービジョンケアとは、患者さんに残された視機能を最大限に生かし、快適な生活を送れるようにするためのケアです。

ロービジョンケアを行っているのは、各都道府県にある医療機関等です（公社）日本眼科医会のＨＰhttp://www.gankaikai.or.jp/lowvision/ にリストがあります）。

ロービジョンケアでは、医師などが医療と福祉の両方の面からアプローチして、患者さんの悩みを解決する助けをしてくれます。

ロービジョンケアを受ける際には、患者さん自身の意思がとても重要です。何に困っていて、何をしたいのか、自分が快適に生活していくために何を必要としているのか、しっかり伝える必要があります。

次項から、具体的なロービジョンケアを説明しましょう。

快適な生活を支援するロービジョンケア

ロービジョンケアとは、残された視機能を生かし、快適な生活を送れるようにするためのケアをいう

ケア前は……

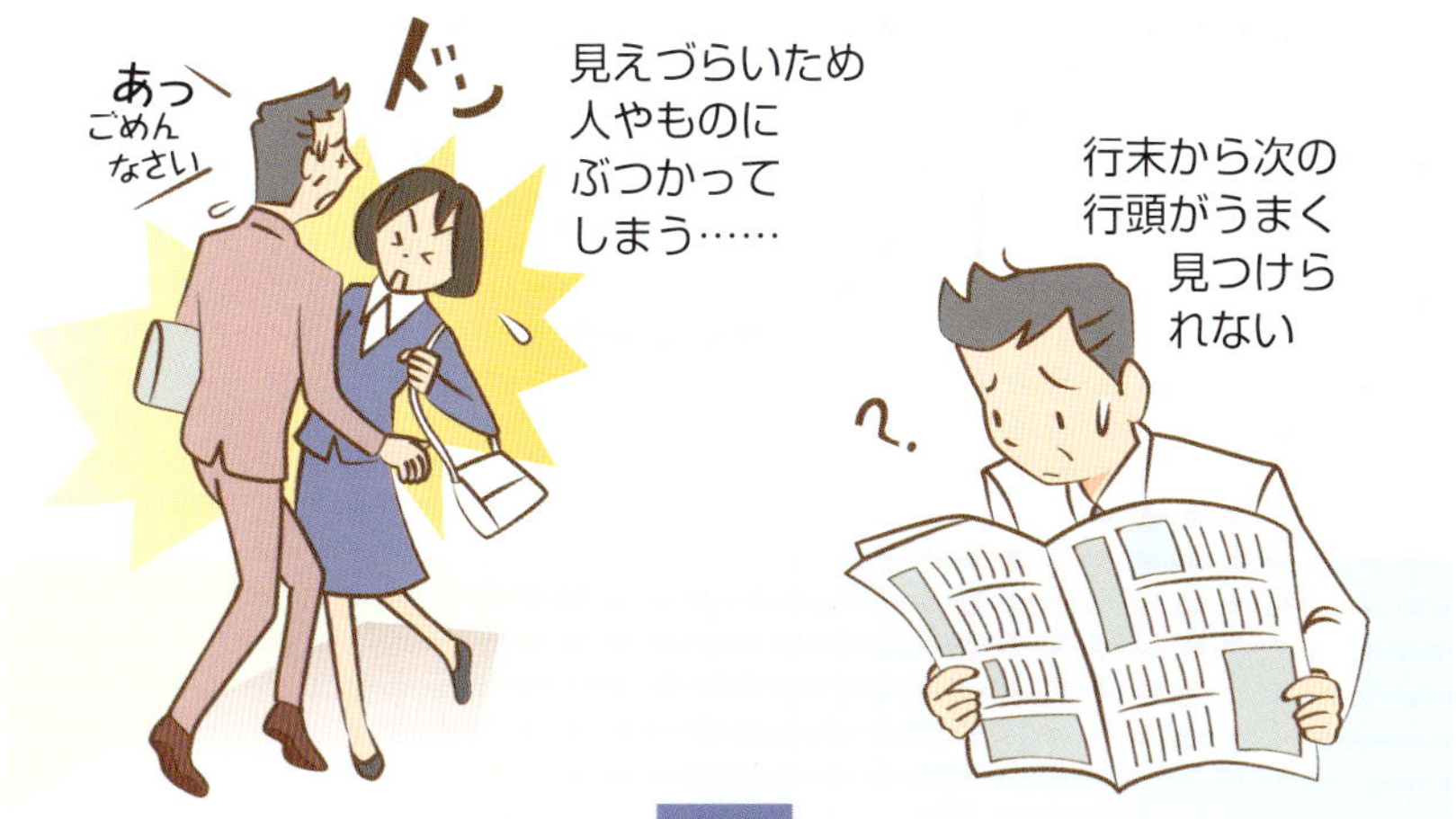
あっ
ごめんなさい
ドン
見えづらいため人やものにぶつかってしまう……
行末から次の行頭がうまく見つけられない

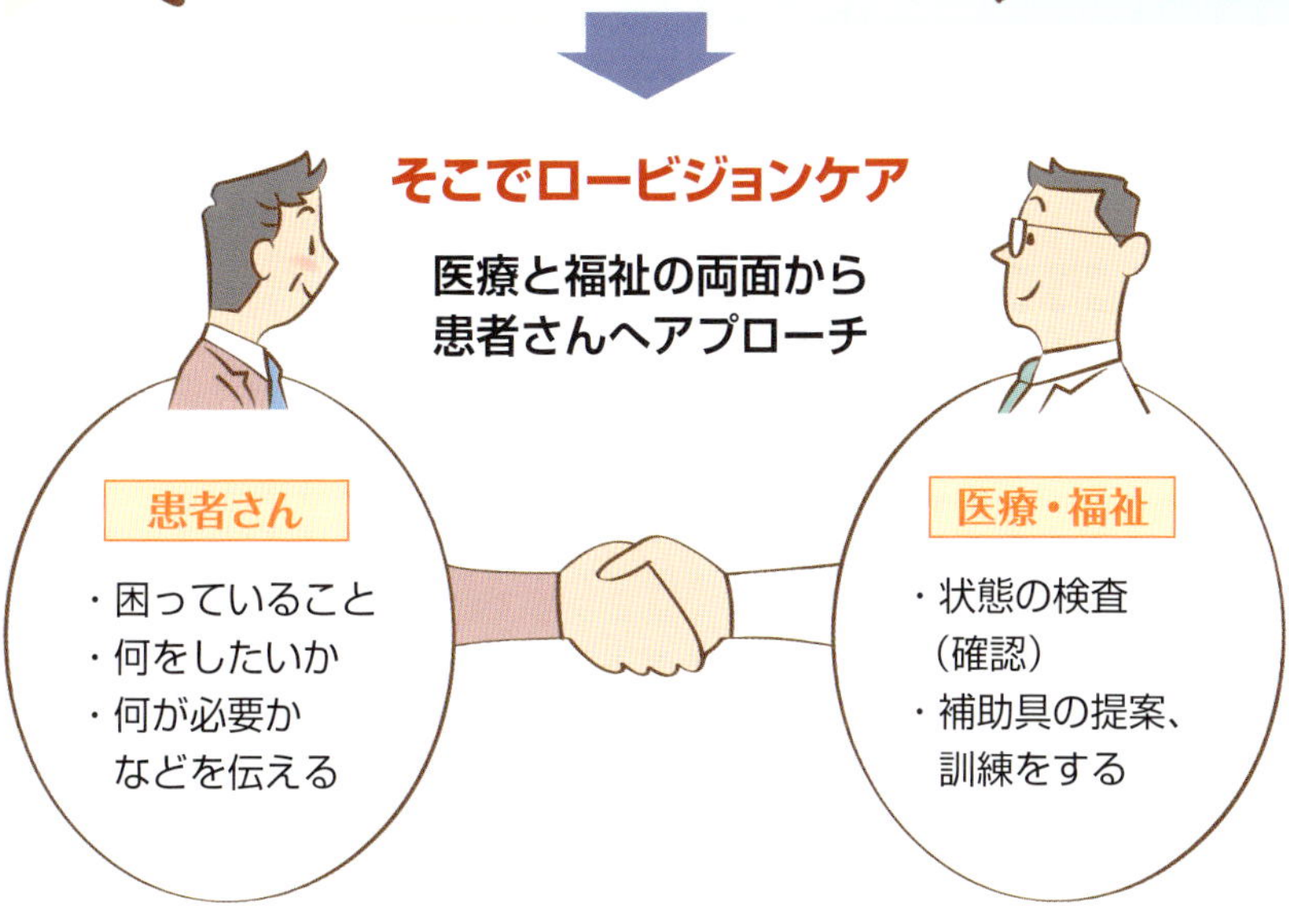

・困っていること

・何が必要か
などを伝える

・状態の検査（確認）
・補助具の提案、訓練をする

視力低下のロービジョンケア

ロービジョンの悩みで代表的なのは、視力低下です。視力低下の人が使うのは、拡大鏡や拡大読書器です。凸レンズを使って、ちょうど虫眼鏡で小さなものを見るときのように拡大します。

まず、近視や乱視などの屈折異常がある場合は、眼鏡やコンタクトレンズなどで矯正します。

屈折異常をそのままにして、拡大鏡や拡大読書器を使っても、ぼやけたまま拡大されてしまい、キレイに見えるようにならないからです。

拡大鏡には、さまざまな度数のものがあります。度数が高ければ、拡大される倍率が上がるのですが、その分見える範囲は狭くなります。

新聞や本など、手元を見るときには、卓上式拡大鏡や手持ち式拡大鏡を使います。また、外出時など遠くを拡大したいときは、弱視用眼鏡や単眼鏡を使います。

自分の視力と見たいものに合わせ、度数のあったものを使い分けます。

また、新聞や本など読みたいときに、拡大鏡では拡大できる範囲が狭くて不便に感じます。そういったときは、読みたい部分をスキャナーや小型カメラで読み取って、テレビやパソコンに拡大して映します。拡大率を自由に変えられ、白黒反転などもできるので、とても便利です。

また、読書用に開発された「携帯用拡大読書機」やスマートフォン、タブレット端末は、カメラとモニターが一体になっているので、使いやすく持ち運びにも便利です。

視力低下では、物を見る訓練も有効です。例えば、視野の中心部に視野欠損がある場合、その周辺の視力の残っている部分で見る練習をするのです。中心《ちゅうしん》外固視《がいこし》といって、練習を繰り返すうちに、慣れて見やすくなります。

次項では、視野が狭くなっている場合です。

道具を選んで視力低下をカバーする

シチュエーションに合わせて道具を選ぶ

文字が読めるようにしたい
近くが見えるようにしたい

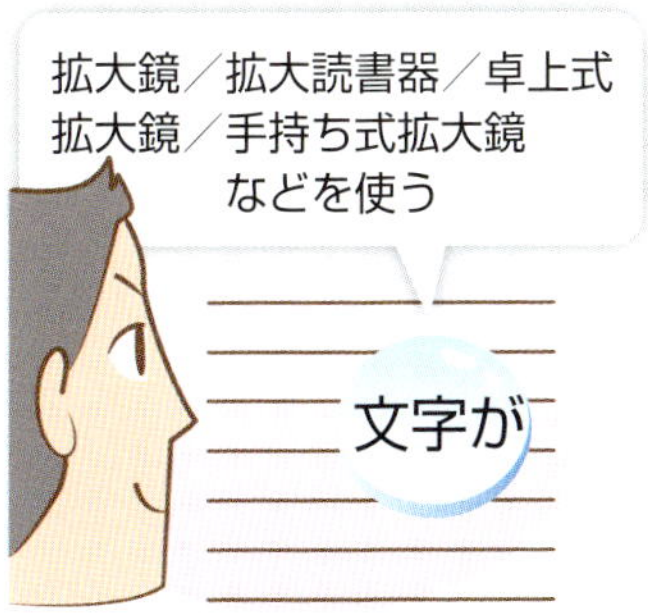
拡大鏡／拡大読書器／卓上式
拡大鏡／手持ち式拡大鏡
などを使う
文字が

駅の時刻表の細かい文字や信号機などが見えるようになりたい

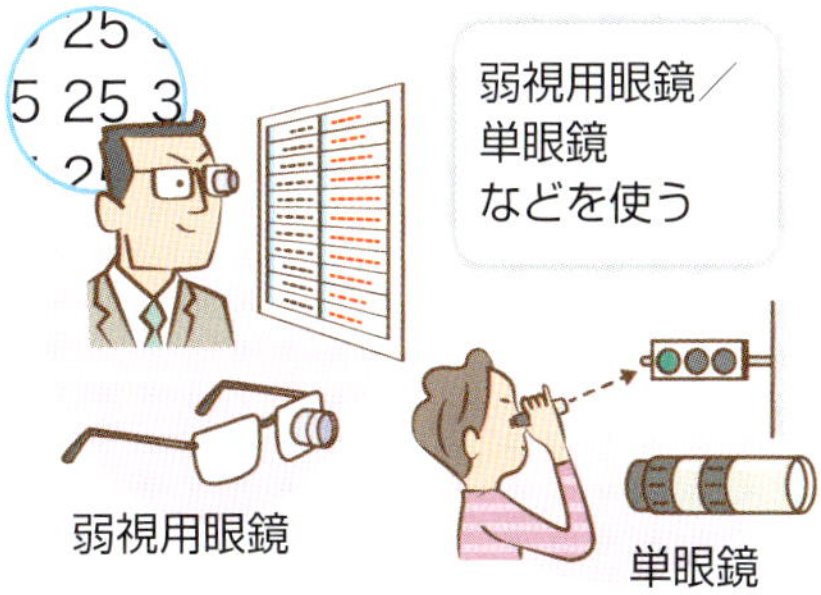

文字を文章として読みたい

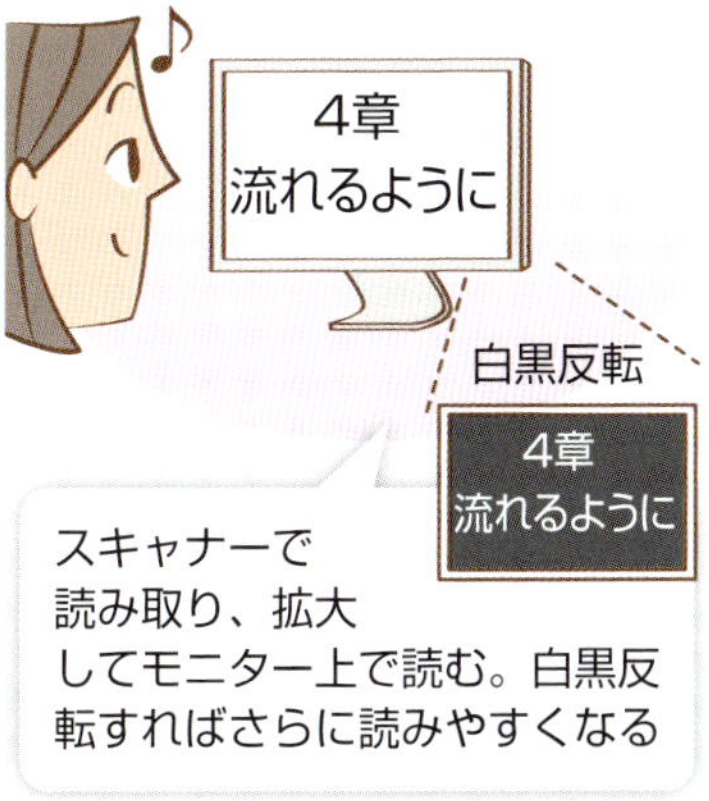

読み取り、拡大
してモニター上で読む。白黒反
転すればさらに読みやすくなる

外で読書がしたい

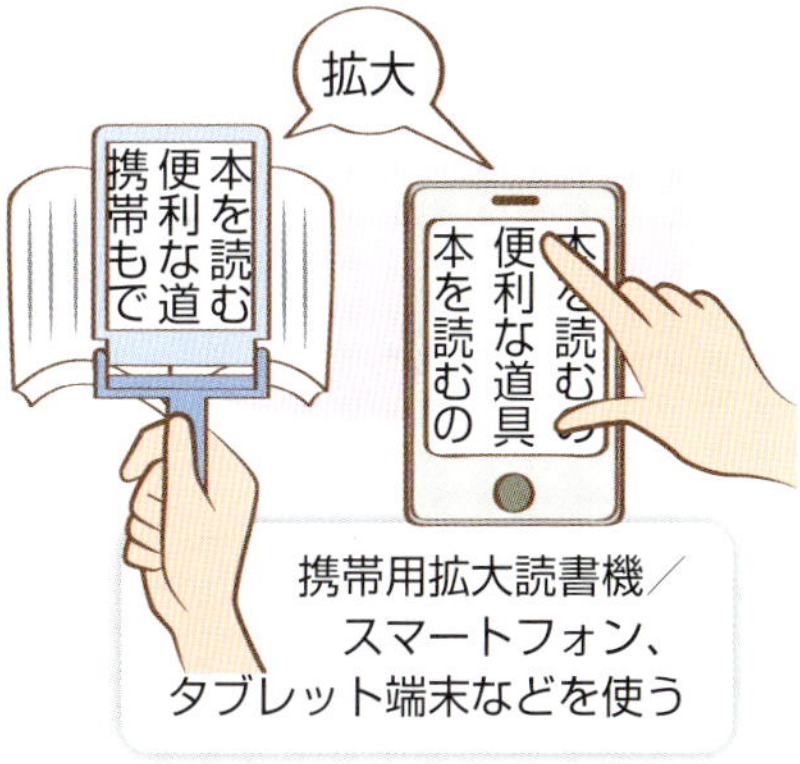

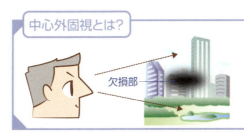

中心外固視とは?

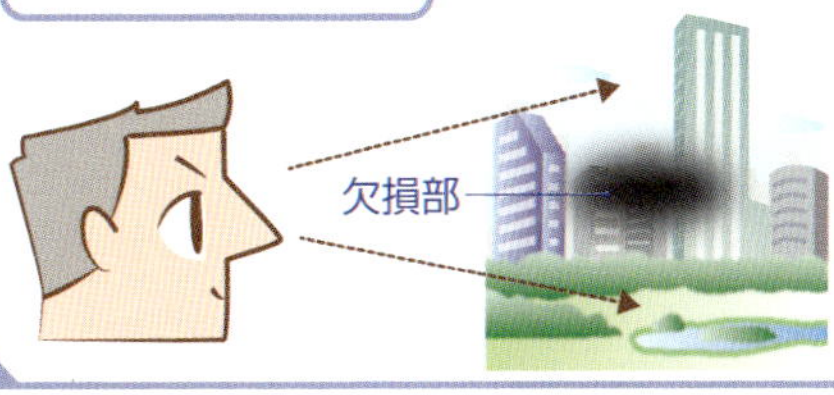

視野欠損の人が、周辺の視力の残っている部分で見る練習をする。目が慣れて見やすくなる

視野異常のロービジョンケア

視力は残っているものの、視野が狭くなってしまっている人のロービジョンケアは、どのようにするのでしょうか。

視野が狭くなっている人は、縮小レンズを使います。これは、拡大鏡などとは逆に、凹レンズを使って、広い範囲を小さくして見るのです。見えかたとしては物が小さくなるので、ある程度視力がある人に向いています。視野が狭く、視力も弱くなっている人の場合は、眼鏡などで視力を矯正したうえで使用します。また、単眼鏡を逆さにして使用しても、縮小レンズと同様に広い範囲が見えるようになります。

縮小レンズの代わりに、プリズムを使って広い範囲を見ることもできます。プリズムレンズ*は、眼鏡などに装着して使用します。ただし、プリズムは広い範囲を見ることができるのですが、実際の位置とズレた位置に見えるので、使用に当たっては訓練が必要です。

また、道具を使わずに広い範囲を見ることができるようにする方法もあります。「スキャニング」といって、視野を少しずつずらして広い範囲を見る方法です。

見える部分が残っているのですから、その見える部分の範囲の視線を少しずつ動かして情報を取り込んでいけば、前方の状況全体を把握できるようになります。

スキャニングは、体系的な訓練をつめば、見え方がかなり向上する方法です。道具を使うことなく見ることができるので、心理的な負担も軽く、スキャニングを習得することで、1人で外出することも可能になっていきます。

次項は、そのほかのロービジョンケアについて、取り上げます。

用語解説 プリズムレンズ　光の進路を屈折させるプリズムの性質を利用したレンズで、斜視などの視線のズレを修正するために、像を移動させることができる。

残っている視野を上手に使う方法

縮小レンズを使う

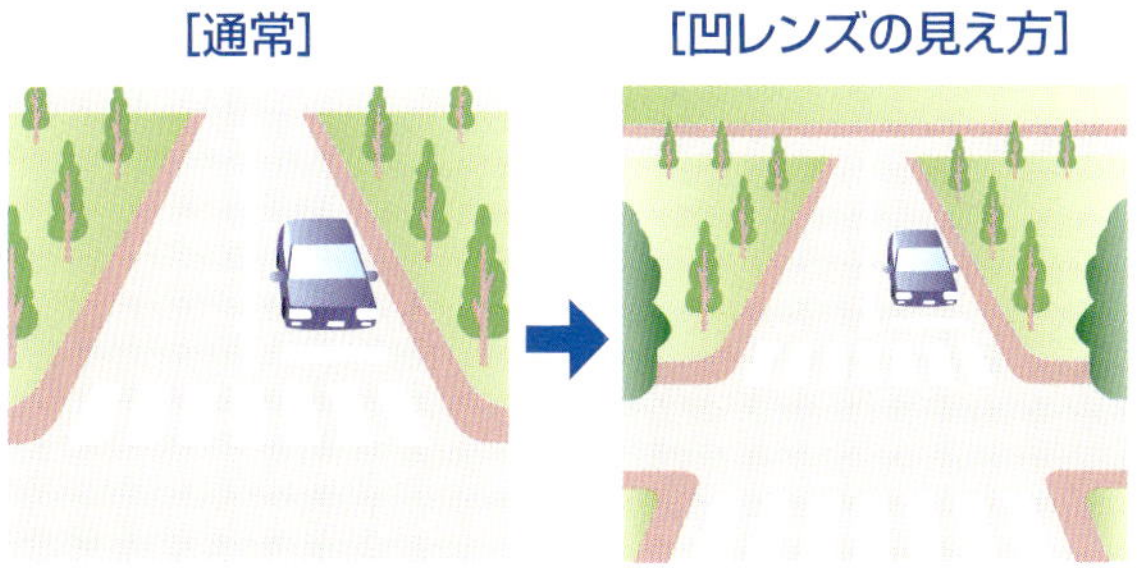

広い範囲を見ることができる（単眼鏡を逆さにしても同様の効果が得られる

※視野が狭く、視力も落ちている人の場合、眼鏡やコンタクトレンズなどで視力を矯正したうえで、縮小レンズを使う

プリズムを使う

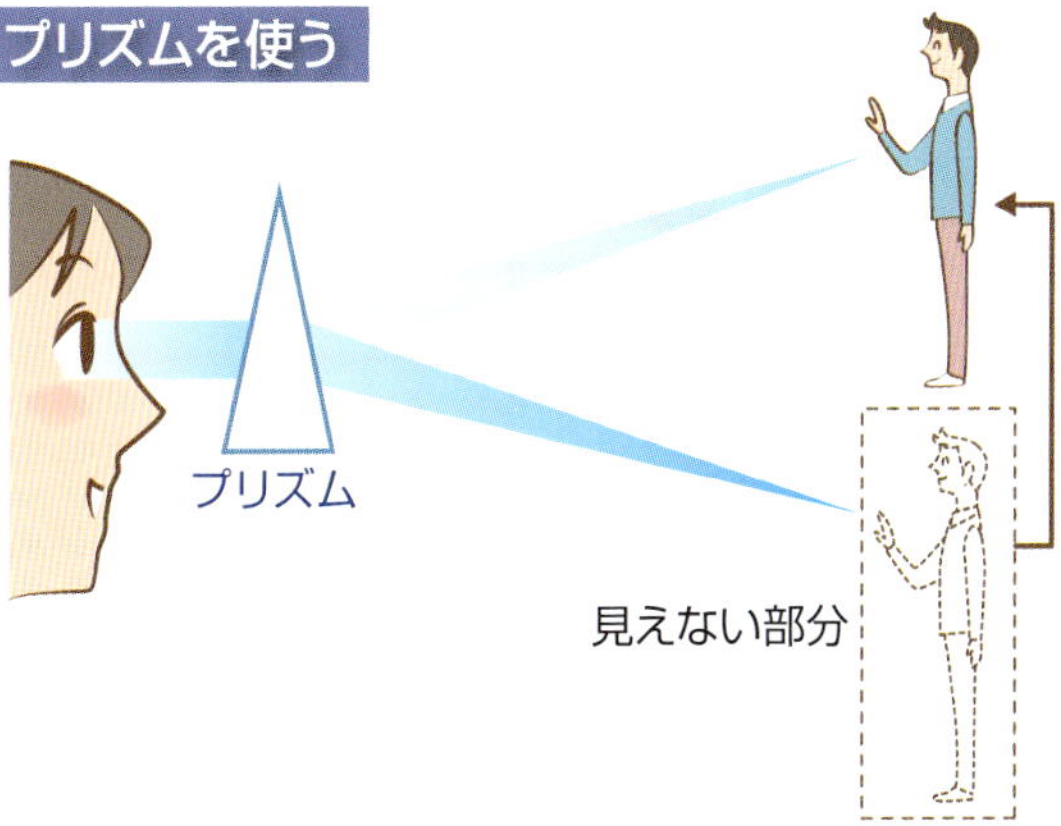

見える部分の像が位置を変えて見えるようにする方法

※実際の位置とは違うので注意が必要

スキャニング

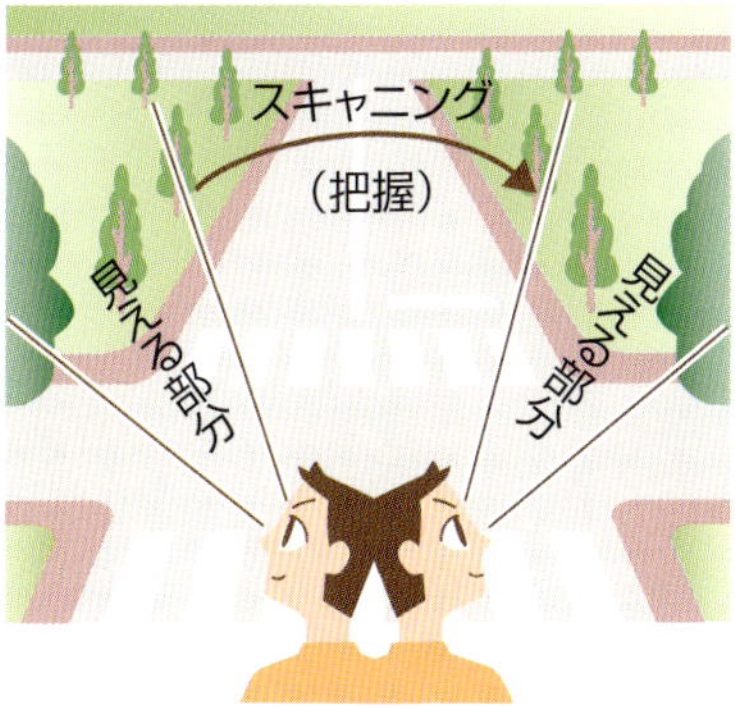

見える範囲を少しずつずらし、「全体」を把握する方法。体系的な訓練をつめば、見え方の向上が期待できる

その他のロービジョンケア

日常生活を送るうえでのロービジョンケアには、ほかにもさまざまなものがあります。

まずは、屋内での活動のためのロービジョンケアを紹介します。

文字を読むときには、拡大読書機や拡大鏡を使ったり、パソコンやタブレット端末で文字を拡大したり、コピー機で白黒反転をすると、文字が読みやすくなります。また、文字を書くときには、黒い紙に白いインクのペンで書くことにより、文字を追いながら書くことができます。

さらに、今はまだ必要としないものの、視覚障害が進行中の人はロービジョンのときに、点字を覚えておいたほうがよいケースもあります。

食事のときは、料理の色とコントラストがはっきりする色の食器を選べば、食事がしやすくなります。

また、家の中で階段など段差のあるところには、はっきりした色のテープなどを張って、つまづきによる転倒を防止しましょう。

屋外に外出するためには、外出訓練が必要です。歩行中に頭の上や体に迫ってくる障害物から身を守るために、手や腕を出して「防御姿勢」を取るなどの訓練をします。歩行訓練は医療機関や福祉センターなどで行っていますので、眼科の専門医などに紹介してもらえます。

屋外でまぶしいと感じるときは、サングラスや遮光眼鏡を使います。遮光眼鏡は、まぶしさにより白く霞むように見えてしまうものを取り除くことができ、コントラストがはっきり見えるようになります。また、帽子やサンバイザー*などをいっしょに使えば、光や紫外線を浴び過ぎるのを防ぐことができます。

これらの方法や訓練を日常生活に取り入れて、QOL（生活の質）を保っていきましょう。

用語解説　サンバイザー　日よけ用の帽子の一種。一般的な帽子の前つばの部分だけを大きくした形状をしている。テニスやゴルフなどのスポーツでよく使われる。

日常生活に役立つロービジョンケア

文字を読む、書く

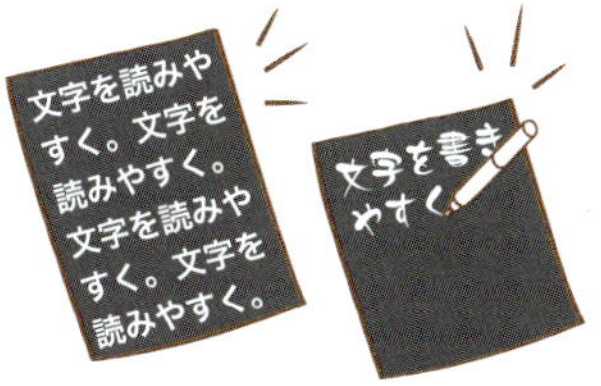

白黒反転すると読みやすくなる。書くときも黒い紙に白いインクのペンで書くなどの工夫をすると、文字を追いながら書ける

食事の工夫

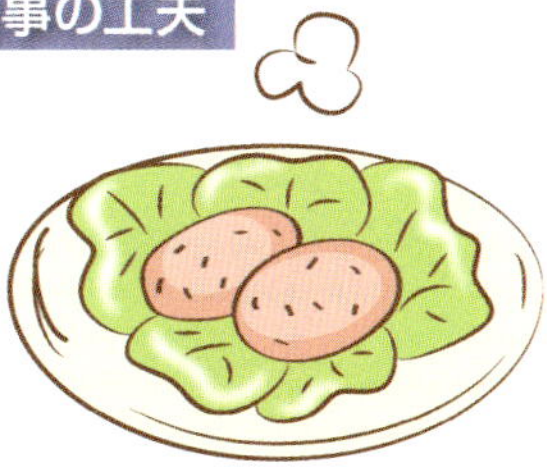

色のコントラストをはっきりさせると、食事がしやすくなる

階段

段差にはっきりとした色のテープを張り、安全に移動できるようにする

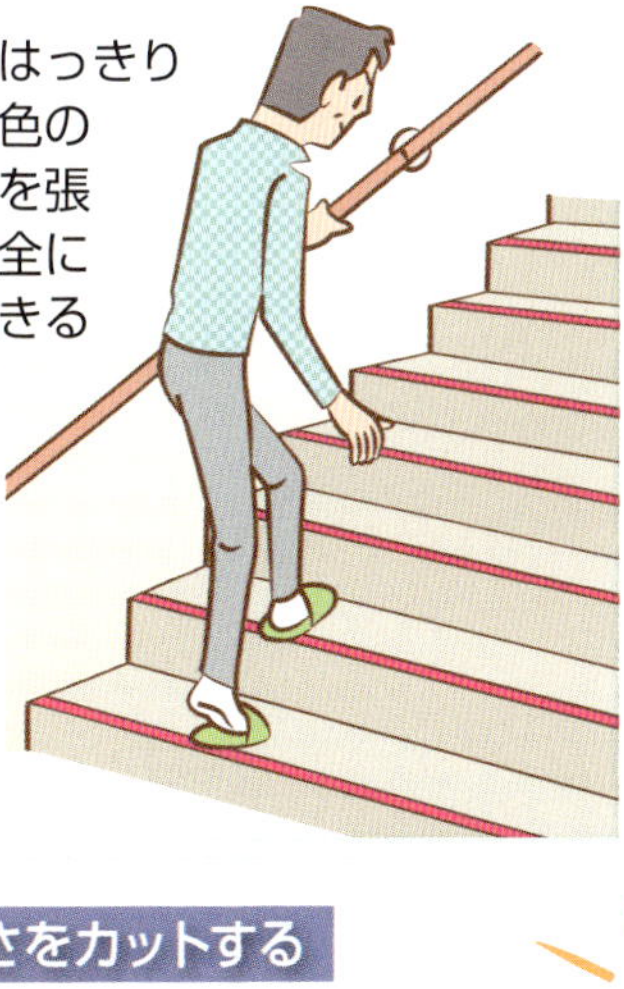

防御姿勢を取る

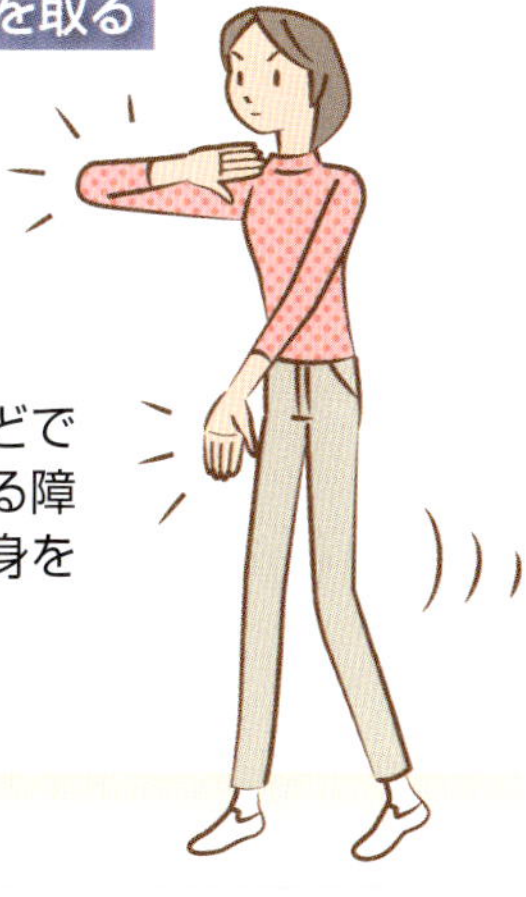

歩行中などで迫ってくる障害物から身を守る

まぶしさをカットする

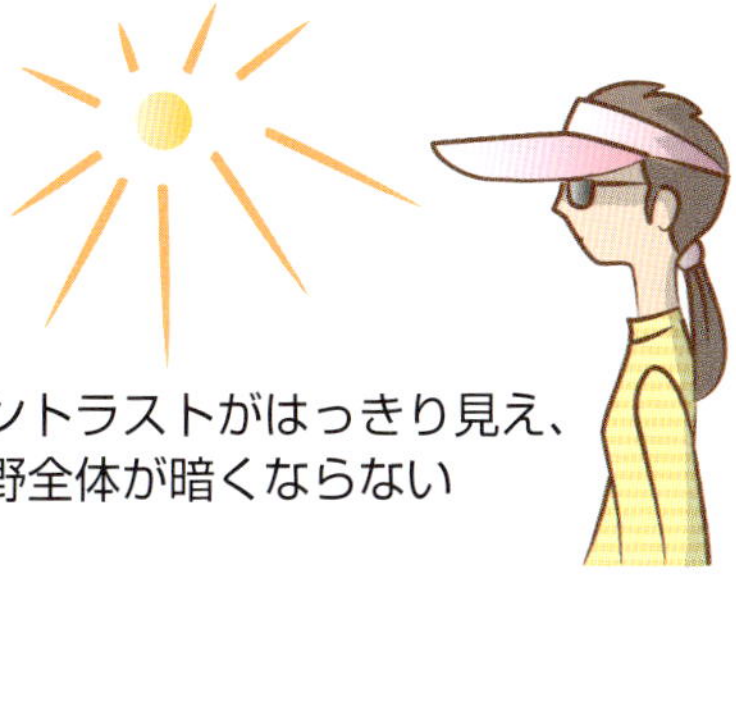

サングラス、遮光眼鏡…コントラストがはっきり見え、視野全体が暗くならない

帽子やサンバイザー など

視生活を充実させて、いつまでも活力ある人生を

日頃から目の健康維持に努めよう

目は、生活をする中でとても大切な器官です。

私たちは視覚によって外部の情報の多くを知ることができています。視覚に不具合があれば、日常の生活に大きな負担がかかってきます。

しかし、目に不具合をきたした人でも、ちょっとした工夫や道具などにより、生活をスムーズに改善していくことはできるのです。できないことをあきらめて生活をするのではなく、今あるものをいかに生かして、できることを増やしていくのかという考え方が、充実した人生を送るために大切になってきます。

目に障害があるからといって、あきらめた生活をスタートさせるより、専門家に相談したり、公的サービスを利用したりすることが大切です。

趣味でも旅行でも、読みたい本でも、楽しいことを目標とすれば、能動的に訓練を受け、自分にあった道具を探し、使いこなしていくモチベーションとなるものです。

また、今ある自分に残された目の機能を守っていこうという意識も大切です。白内障・緑内障は、何らかの形で一生つきあっていかなければならない病気です。日々の生活のなかで、目の健康を考え、目にやさしい生活を送ることが、その先の人生に大きな意味を持ちます。

なかには、目以外にも健康に不安を抱えている人もいるでしょう。ほかの病気から目の状態が悪化したり、治療が難しくなることもあります。全身の健康を保っていくことが、快適な視生活につながります。あきらめず、根気強く、そして明るく、自分の人生を楽しんでいきましょう。

ま行

や行

ら行

参考文献

- 「スーパー図解　白内障・緑内障」
  （ビッセン宮島弘子、法研、平成25年4月）
- 「図解やさしくわかる目の病気　白内障、緑内障、加齢黄斑変性」
  （小沢忠彦監修、ナツメ社、平成29年11月）
- 「緑内障診療ガイドライン（第4版）」
  （日本緑内障学会緑内障診療ガイドライン作成委員会、平成30年1月）
- 「ぜんぶわかる人体解剖図」
  （坂井建雄、橋本尚詞、成美堂出版、平成27年2月）

た行

な行

は行

索引

■監修
ビッセン宮島 弘子（びっせん・みやじま・ひろこ）
1981年慶應義塾大学医学部卒業、慶應義塾大学病院眼科で研修後3年間ボン大学（ドイツ）で白内障の新しい手術を学び帰国。慶應義塾大学病院眼科科学教室助手、国立埼玉病院眼科医長、東京歯科大学市川総合病院眼科講師を経て、2003年より東京歯科大学水道橋病院眼科教授。日本およびドイツの医学博士の学位取得。日本眼科学会専門医、日本眼科学会指導医、2006年国際眼内レンズ学会で女性初の会長就任、2010年より2018年まで日本白内障屈折矯正手術学会理事長、2018年よりアジア太平洋白内障屈折手術学会理事長。アメリカ白内障屈折矯正手術学会会員、ヨーロッパ白内障屈折矯正手術学会会員、毎年数多くの国内および国際学会にて講演、ビデオコンテストにてグランプリを含め15回受賞、Best Doctorsに選出される。著書は「LASIK（レーシック）」、「多焦点眼内レンズ」など。

ウルトラ図解 白内障・緑内障

平成30年8月27日　第1刷発行
令和 5 年9月25日　第2刷発行

監修者　ビッセン宮島 弘子
発行者　東島俊一
発行所　株式会社 法研
〒104-8104　東京都中央区銀座1-10-1
販売 03(3562)7671 ／編集 03(3562)7674
http://www.sociohealth.co.jp
印刷・製本　研友社印刷株式会社

0102

SOCIO HEALTH
小社は㈱法研を核に「SOCIO HEALTH GROUP」を構成し、相互のネットワークにより、〝社会保障及び健康に関する情報の社会的価値創造〟を事業領域としています。その一環としての小社の出版事業にご注目ください。

ISBN978-4-86513-443-8 C0377　定価はカバーに表示してあります。